홍영선의
여성 Earthing
캠프

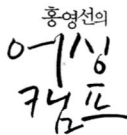

1판 1쇄 발행 | 2014년 12월 31일

지은이 | 홍영선
펴낸이 | 김경배
펴낸곳 | 화남 출판사
기　획 | 환경스포츠신문
편　집 | 이진의 · 정지은
본문 디자인 | 서진원

등　록 | 제2014-000182호
주　소 | 서울시 마포구 양화로6길 9-24 (서교동 동우빌딩 3층)
전　화 | 070-3142-4787
이메일 | jisubala@hanmail.net

종　이 | 화인페이퍼
인　쇄 | AP프린팅

ⓒ 홍영선, 2014

ISBN 978-89-6203-118-8(13400)

* 이 책의 내용에 대한 재사용은 저작권자와 화남의 서면 동의를 받아야만 가능합니다.
* 잘못 만들어진 도서는 구입한 곳에서 바꾸어 드립니다.

이 도서의 국립중앙도서관 출판사 도서목록(CIP)은 서지정보유통지원시스템 홈페이지
(http://seoji.nl.go.kr)와 국가자료 공동목록시스템(http://www.nl.go.kr/kolisnet)에서
이용하실 수 있습니다. (CIP제어번호 : CIP2014037012)

Ground
Earthing
접지
接地

Silvet
Ag+
銀

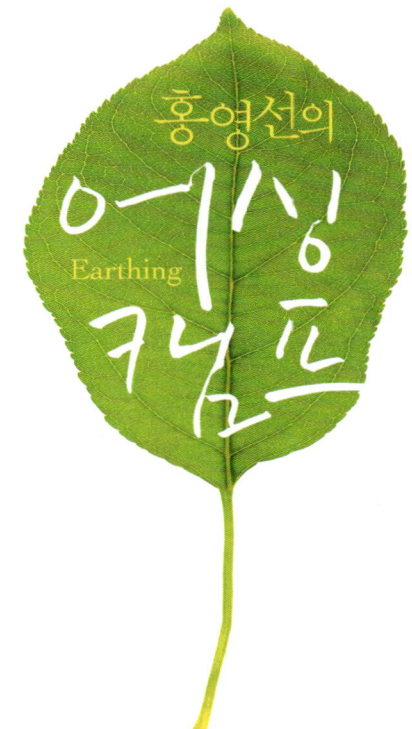

홍영선의
어싱
Earthing
캠프

지은이 **홍영선**

|EARTHING CAMP|

서문
누구나 건강한 삶을 위하여

사람의 건강이 나빠지는 가장 큰 원인은 몸에 해로운 생활습관, 자연과의 멀어짐 그리고 공기오염이다. 성경은 이 세 가지 문제를 해결하는 분명한 이정표로 이스라엘 백성들의 광야생활을 지목한다. 하지만 현대인에게 광야생활은 현실적으로 불가능하다.

나는 1998년부터 줄곧 밖에서 잠자는 생활을 해왔다. 지금도 매주 건강캠프를 운영하고 있지만 이것으로 모든 현대인의 삶을 개혁하기는 힘들다. 사람들이 처한 생활환경과 여건이 따라주지 않기 때문이다.

건강은 느낌이 아니라 경험이다. 생각이 아니라 실천이다. 이론은 경험과 일치하지 않으면 아무 소용이 없다. 삶의 습관을 바꾸기가 힘들다면, 현실적으로 지금보다 더 좋은 환경과 여건에서 생활할 수 있도록 방안을 찾아야 한다. 어디에서나 사람들이 땅의 생명력을 접하고 숲속의 음이온을 호흡할 수 있었으면 한다.

나는 이 책에서 땅에 접하여 잠자는 것과 동일한 효과를 도시의 아파트에서도 누릴 수 있는 생활방식을 소개할 것이다. 아무리 자연에서의 삶이 좋다고 외쳐도 도시인은 자연으로 나올 수 없는 환경에 있음을 알기 때문이다. 환자에게 응급조치가 필요하듯 도시에서 할 수 있는 최선의 방편인 어싱earthing, 접지을 제시하고자 한다.

   인체는 수면 중에 회복한다. 단, 조건이 있다. 위장이 비어있어야 한다. 위장이 비어있지 않다면 산소부족과 활성산소의 증가로 만성염증이 생기고 이 만성염증은 만병의 근원이 된다. 산소는 생명의 근원이지만 지킬박사와 하이드처럼 다른 얼굴도 지녔다. 분노하면 인체를 무차별적으로 공격하여 만성염증을 일으키고, 독성을 유발하며, 생명을 죽음에 이르게 한다. 정신질환, 자가면역, 암, 당뇨 등 이 시대의 만성질병은 대개 체내 활성산소의 테러로 이루어진다.

   지식이 부족하다 하여 사람이 병들지는 않는다. 바른 생활이 없어서일 뿐이다. 이 책 또한 새로운 것은 없다. 이미 축적된 인류 지식의 창고에서 빌려오고, 빼앗고, 훔쳐온 것에 불과하다. 다만, 이렇게 누군가가 평생에 걸쳐 연구한 분야를 한순간에 깨달아 누구든지 건강한 삶을 경험하고 함께 변화의 물결을 이루어갔으면 한다.

2014년 12월 27일
홍영선

추천의 글
먼 곳에서 건강을 찾고 있는 분들에게

주님께 찬미와 감사의 기도를 드리며 추천의 글을 씁니다.

천지창조는 옛날에 있었던 어느 시점의 역사가 아니라 지금 이 시간에도 계속되고 있습니다. 그것은 우리가 호흡하고, 우리 몸에서 새로운 세포를 생성하고, 심장이 뛰고, 우리들의 생각과 마음으로 사랑하고, 용서하고, 감사할 수 있기 때문입니다.

이 책을 처음 보는 순간 저는 감탄했습니다. 대학 및 대학원에서 전기전자분야를 전공하고 수학하며 평생 교육자의 길을 걸어온 사람으로서, 전기전자를 기반으로 인체와 지구환경과의 관계를 이해하고, 나아가 정신과 신체의 건강원리까지 연결했다는 점에서 놀라움을 느꼈습니다. 이를 미처 생각하지 못했던 나 자신에 대한 아쉬움도 솔직히 있었습니다.

인체를 전자기기로 생각하는 입장과 성경말씀에 근거하여, 과학적 원리와 자연치유 논리를 적용하면 건강을 회복하고 행복한 삶을 영위할 수 있다는 점을 깨달았습니다. 지금까지 건강의 원리가 무엇인지 궁금했는데 일시에 많은 부분을 시원하게 해결해 주었습니다.

이 책은 현대인의 건강을 되찾게 하는 '어싱' 방법뿐 아니라 생명형태장 에너지를 유전자에 전사해 줌으로써 세포의 정상 발육을 돕는 은의 효과,

그리고 볶은곡식, 자연 저온수면, 수면 전 위장을 비우는 것의 필요성 등 삶의 질 향상을 위한 방법을 구체적이고 정확하게 제시하고 있었습니다.

자연치유 분야에서 질병으로 고통 받고 있는 사람들에게 희망의 등불이 되어주시는 분들, 그리고 의학, 한의학, 약학, 간호사 등의 의료전문인과 건강에 관심있는 종교인, 전문직 종사자, 일반인 등 학문적으로 공부하는 모든 사람에게 생명을 다루는 데 있어서 꼭 필요한 책이라고 생각합니다.

먼 곳에서 건강을 찾고 있는 사람들에게 이 책을 권합니다.

2014년 12월 25일
무주 수련원에서, 김현창(부원장) 올림

• 차례

서문 | 누구나 건강한 삶을 위하여 • 004
추천사 | 먼 곳에서 건강을 찾고 있는 분들에게 • 006

제 01편 패러다임 • 014
제 02편 원리보다 탁월한 체험 • 022
제 03편 오염된 공기 • 028
　팁01 인체 내의 음이온이 감소하면, 왜 몸의 상태가 나쁘게 되는 걸까? • 033
제 04편 마이 라이프 • 034
제 05편 지구는 무엇인가? • 039
제 06편 생명파동 • 043
제 07편 생물학의 수수께끼와 에너지장場 • 048
제 08편 슈만공명주파수 • 053
제 09편 위장에서의 공명 • 058

제 10편　은과 건강 • 064

제 11편　소용돌이장場 • 072

제 12편　광야생활과 건강 • 079

　사례01 놀라운 옥외캠프장, 건강을 경험하다 • 083

제 13편　몸의 설계도, 성소 • 086

제 14편　음이온과 산화 • 090

제 15편　당뇨와 자가면역질환 • 094

　사례02 좋아지고 있어요 • 102

제 16편　전자파와 어싱접지 • 105

　사례03 캐나다에서 온 메일 • 112

제 17편　은의 효능 • 114

제 18편　다름을 받아들이면 • 121

제 19편　암세포와의 전쟁 • 128

제 20편　전류와 전자 • 132

　사례04 높은 베개는 인체의 기둥인 척추에 흐르는 미세 전류를 방해한다! • 137

제21편 체내 정전기 • 139
　팁02 기상병(불안감·두드러기·맹장염), 저기압이 원인이라고? • 143
제22편 비만과 식욕 • 146
　팁03 '볶은곡식 건강법'에 감사하다 • 149
제23편 양자역학과 소금 이야기 • 151
제24편 오르곤 생명에너지 • 156
제25편 시알산 • 162
제26편 안테나 • 168
제27편 3D프린터 • 175
제28편 감춰진 보화 • 179
제29편 어싱 업그레이드와 효과 • 183
　팁04 접지패드 사용법과 주의 사항 • 192

제 30편 생명의 법칙 음양 • 194

제 31편 미마이 • 202

제 32편 프리모 시스템과 빛 • 208

제 33편 생체를 복구하는 호르메시스 효과 • 220

제 34편 전자약electroceuticals • 227

  사례04 놀라운 체험, 볶은곡식과 저녁밥 굶기로 되찾은 활력 • 231

책을 마치며 • 238

은사 어싱 제품 안내 • 244

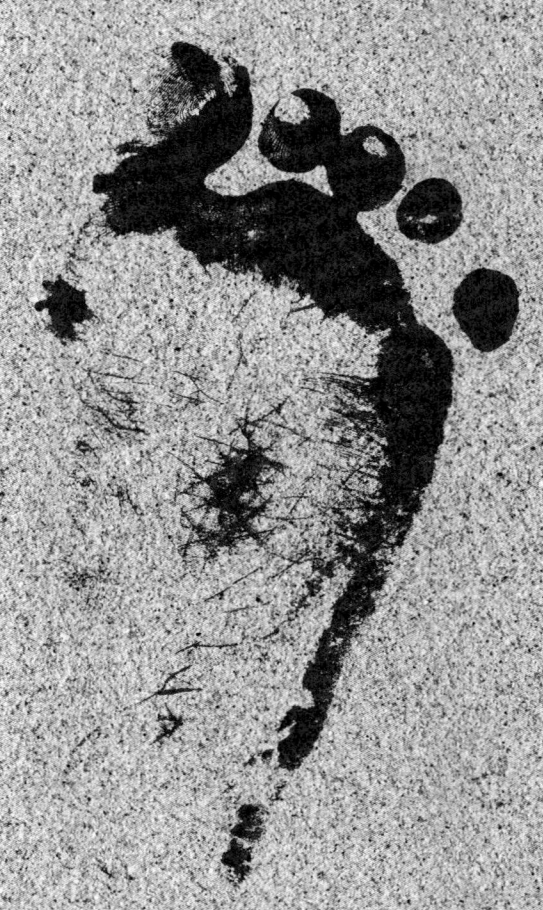

EARTHING CAMP

땅은 흙이 아니다.
하늘과 공명으로 연결된 생명의 모태이다.
인간은 땅을 통해 생명을 얻는다.
이것이 자연법칙이다.

제01편

패러다임

> 인생의 최고 불행은 인간이면서
> 인간을 모르는 것이다. _파스칼

　인생은 인간이란 어떤 존재인지 알아가는 과정이다. 현대과학의 발전은 인간생명의 실체를 더욱 밝히고 조명하고자 하는 노력이었다. 그 변화의 과정에 패러다임paradigm이 존재한다.

　패러다임은 미국의 과학철학자 토마스 쿤Thomas S. Kuhn이 그의 저서 《과학 혁명의 구조》에서 과학의 발전을 설명하기 위해 도입한 개념이다. 오늘날 사회과학 및 일반 사상계에서 널리 사용하는 용어이다.

　패러다임은 어떤 과학 영역에서 전문 과학자 집단을 지배하고 그 구성원에게 공유되는, 사물을 보는 시각, 문제를 삼는 방법, 문제를 푸는 방법의 총체를 의미한다. 쿤의 이론에 의하면, 여러 견해 중에서도 특정 견해에 일치를 본 하나의 패러다임 지배 아래 이루어지는 과학적 활동을 정상과학正常科學이라 한다.

또한 이 패러다임이 설득력을 잃을 즈음에는 그것에 대치代置하는 새로운 패러다임이 생겨나는데, 그것에 의해 새로운 정상과학이 성립되기까지의 활동이 이상과학異常科學이다. 그리고 종래의 패러다임과 새 패러다임의 교체현상을 과학혁명科學革命이라 한다. 이러한 패러다임의 개념은 자연과학에서 출발하였으나 자연과학뿐 아니라 각종 학문 분야로 파급되어 오늘날에는 거의 모든 사회현상을 정의하는 개념으로 확대되었다.

쿤은 패러다임의 전환이 같은 데이터의 집합을 전혀 다른 방식으로 볼 수 있게 한다는 점에 대한 유비로 아래의 오리와 토끼 그림을 사용했다. 이는 심리적 형태전환의 한 예로, 어떻게 보는가에 따라서 오리로 볼 수도 있고, 토끼로 볼 수도 있다.

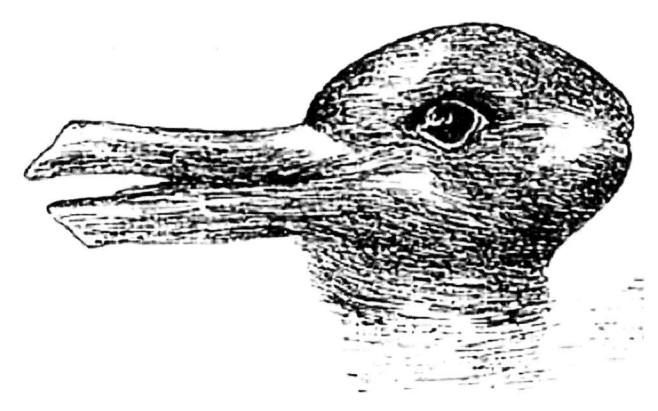

현대 진단의학은 최첨단 전자기기에 의해 발전을 이루었다. 혈압, 맥박, 심장박동, 장기의 상태 등 인체의 모든 상태를 내시경, MRI, CT와 같은 첨단 기기를 통해 감지한다. 인간이 만든 모든 전자기기의 동력은 전기의 흐름이며 이것은 곧 전자의 이동을 뜻한다. 나아가 인간이 사용하는 여러 전자기기가 인체와 교감한다는 것은 인체 또한 전자기기라는 것을 의미한다. 인간이 최후에 만들 전자기기는 인간과 교감하는 로봇이다. 그렇다면 인간처럼 스스로 생각하고 감정을 표현하는 로봇의 부품은 무엇일까? 이것 역시 전자부품이다.

현재 인간은 자신과 교감하는 매체로 컴퓨터, 스마트폰 등을 사용한다. 그런데 이런 모든 기기들은 직류전기를 사용하는 전자부품으로 만들어진다. 그리고 인체 또한 미세전류가 흐르는 전자기기이다. 그렇다면 병든 인간을 회복하는 방편에 있어서도 새로운 패러다임이 필요하다.

이미 그 패러다임이 바뀌고 있다. 인체를 생물학적 존재로 볼 것이 아니라 하나의 전자기기로 보아야 한다는 것이다. 인간의 구조는 토끼인가 오리인가? 다시 말해서 생물학적 존재인가 전자기기인가? 우리는 변화가 필요한 과학혁명의 시대에 살고 있다. 인간은 특별한 영적 존재가 아니라 창조주의 손에 의해 흙으로 만들어진 존재이며, 창조주와 교감할 수 있는 이상적 프로그램이 입력된 전자기기에 불과하다고 성경은 기록한다.

하루가 다르게 새로운 전자제품이 쏟아지고 있다. 그리고 사람들은 끊임없이 새로운 것을 소유하고자 한다. 사람들은 상품을 사는 것이 아니라 기대가치를 사기 때문이다. 인간의 끝없는 욕망은 조만간 인간과 교감하는 로봇을 만들어낼 것이다.

쿤이 제안한 패러다임은 기존의 이론이나 사상을 뒤엎을 만큼 혁신적인 변화가 일어날 때 사용한다. 노벨 과학상은 이처럼 새로운 방식을 찾아내서 기존 학계의 패러다임에 큰 변혁을 일으킨 연구자에게 수상된다.

2014년 10월 6일, 스웨덴 카롤린스카 의대 노벨위원회는 "올해 노벨상 수상자로 뇌세포 내에서 '몸 안의 GPS'라고 할 수 있는 위치정보 처리 시스템을 발견하여, 사람들이 자신의 위치와 방향을 파악할 수 있는 원리를 규명한 세 과학자를 선정했다"고 밝혔다. 뇌세포의 위치정보 처리 체계를 밝혀낸 미국의 존 오키프 박사와, 노르웨이의 부부 과학자인 마이브리트 모세르, 에드바르드 모세르가 수상했다. 노벨위원회는 오키프 박사가 수상 업적에 절반을 기여하고, 모세르 부부가 나머지 절반을 기여한 것으로 평가했다. 이들의 공적 역시 인간이 하나의 전자기기임을 증명하고 있다.●

2014년 6월 5일 일본 소프트뱅크 사 손정의 회장이 선보인 감정인식 로봇 페퍼에 세계는 주목했다. 처음에는 기계 모습을 하고 있었지만, 기술발달 과정을 거치며 사람의 외모와 닮아갈 뿐 아니라 감정까지 표현하게 된 로봇이었다. SF소설의 거장 아이작 아시모프의 《바이센테니얼 맨》●의 한 장면이 떠오르는 순간이다. 전문가들은 가까운 미래에 인간과 로봇이 공존하는 시대가 올 것으로 보고 있다. 2013년 매킨지 보고서에 따르면 10년

● 권용민, "노벨생리의학상에 존 오키프 등 3명 선정(종합)", 아시아경제, 2014. 10. 6.
● 바이센테니얼 맨 : 영화 〈바이센테니얼 맨〉의 원작소설. 논리회로의 불확실성으로 만들어진 로봇이 인간과 함께 살며 예술작품을 만들고, 사랑을 느끼는 2백년간의 이야기를 담았다.

후 로봇시장 규모는 최대 4조 5000억 달러로 커질 전망이다. 이런 잠재력을 파악한 글로벌 정보기술IT 기업의 투자도 크게 늘고 있다. 구글은 10개의 로봇기업을 인수했으며 인텔은 조립형 로봇 '지미'를 선보이며 로봇시장에 뛰어들었다. 이 외에도 미국, 일본, 유럽 등 선진국에서는 정부 차원에서 로봇시장 선점을 위한 육성정책을 집중적으로 펼치고 있다.• 우리나라도 정부와 대기업 및 전문업체들까지 가세해 로봇산업을 선점하기 위한 글로벌 경쟁에 발 빠르게 대응하고 있다.

인체를 하나의 전자기기로 바라봤을 때의 올바른 건강수칙은 무엇일까? 자신이 어떤 생명체인지 모르고 다루는 것과 전자기기라는 것을 알고 다루는 것은 차이가 있다. 이제 우리는 인체를 어떠한 개념으로 바라볼 것인지 정립할 필요가 있다. 인체를 전자기기로 본다면 전자의 이동, 파장, 접지, 증폭, 소재와 연관되기 때문이다.

전자기기를 다루는 방식이 곧 인체를 건강하게 유지하는 비결이다. 성경 다니엘서 2장에서는 땅에 접지된 상태인 금, 은, 동, 철로 만들어진 신상

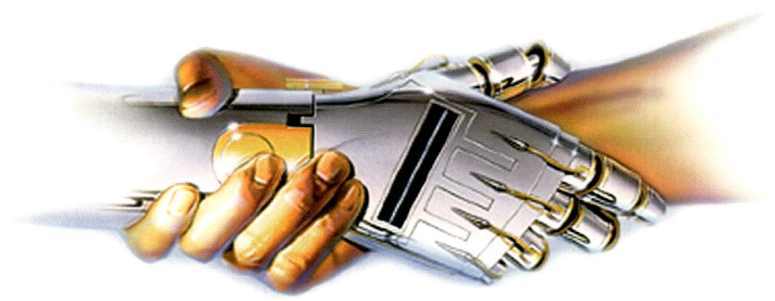

• 김혜민, "37년 로봇역사, 인간의 새로운 동반자를 낳다", 파이낸셜뉴스, 2014. 10. 6.

을 통해 인체가 하나의 전자기기임을 계시한다. 모세를 통해 계시한 성소는 그 자체로 하나의 인체 설계도이다. 성소의 구조재인 금, 은, 놋은 인체가 하나님과 소통하는 전자기기임을 보여준다.

"패러다임이란 목에 칼이 들어와도 변하기 힘든 것이다. 그러나 변하지 않으면 죽는 것이다."라고《진성어음을 알면 투자가 Happy해진다》의 저자 박연수는 말했다. 1993년 "마누라와 자식만 빼고 다 바꿔라"는 이건희 삼성그룹 회장의 신 경영 선포 이후, 삼성은 세계 초일류기업이 되었다. 리더십의 권위자이자 조직개발 컨설턴트였던 스티븐 코비•는 "참된 변화는 내면에서부터 시작되어야 한다. 나뭇잎을 쳐내는 것과 같은 응급처치로는 태도와 행동을 바꿀 수 없다. 나무의 뿌리를, 즉 사고의 바탕이자 기본인

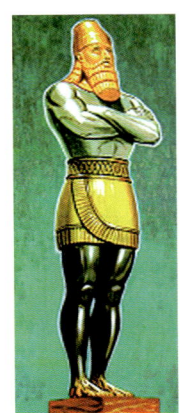 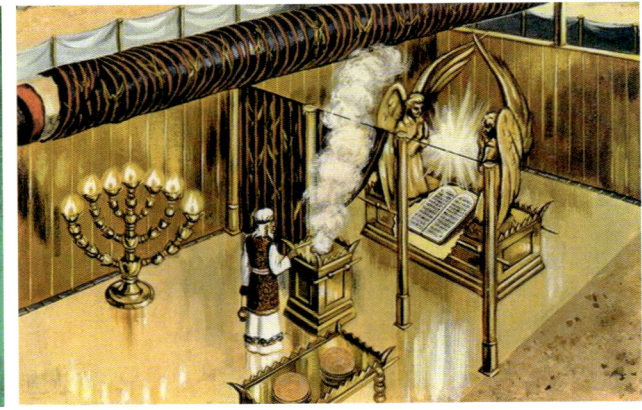

〈그림〉 금, 은, 동, 철로 만들어진 신상과 성소

• 스티븐 코비(1932~2012) : 코비리더십센터의 창립자이자 프랭클린코비사의 공동회장으로, 30년 이상 수백만 명의 개인과 가족, 기업과 교육기관, 정부의 지도자들에게 원칙 중심의 생활과 리더십을 교육했다.《성공하는 사람들의 7가지 습관》, 김경섭 역, 김영사, 2003.

패러다임을 바꾸어야만 가능하다. 이 패러다임은 우리의 성품을 결정하고, 우리가 세상을 보는 관점의 렌즈를 창조해 준다."고 했다. 스티브 잡스는 "많은 경우 사람들은 원하는 것을 보여주기 전까지는 무엇을 원하는지도 모른다."라고 했다. 스티브 잡스의 말처럼 나는 인체를 고성능 전자기기로 받아들이고 몸을 다루었을 때 건강의 회복을 경험하게 함으로써 자신의 몸이 진정 무엇을 원하고 있었는지 알려 주고자 한다.

이 책을 읽는 독자에게 나는 묻고 싶다. 인간 생명체의 정의와 생명의 최소 단위는 무엇인가? 모든 생명체는 척추뼈가 있는 고등생명체와 척추가 없는 하등생명체로 나눌 수 있다. 고등생명체는 간이 있고 하등생명체는 간이 없다. '벼룩의 간을 내어먹지'라고 하지만 벼룩은 척추뼈와 간이 없는 하등생명체이다. 지금까지 인간은 진화론적 측면에서 고등생명체였다.

진화론적 사고에서 나온 현대의학은 인간과 동물을 생리학적으로 동급의 존재로 본다. 그렇기 때문에 고등생명체 중 최상위에 있는 인간에게 약물을 적용시키기 전에, 쥐와 같은 고등동물에게 먼저 임상 시험한 후 인체에 적용할 수 있는지 검증하는 것이다.

인체에는 약 60조 개의 세포가 있는데, 각 세포들은 120조 개의 원자로 이루어져있고 원자의 핵은 양(+)성자와 그 주위를 도는 (-)전자로 이루어져있다. 전자를 잃으면 산화, 얻으면 환원이라 한다. 혈액과 세포액, 척수액은 이온 반응을 통해 생명활동을 조절한다. 이온은 전자의 이동이다. 모든 만물은 전자의 이동을 통해 창조와 소멸을 반복하는데, 옛 선인들은 이것을 음양의 조화라 하였다. 건강을 '음양이 조화된 상태'라고 하는 것은 오늘날 (+)와 (-)전자를 지칭하는 것이다.

혈액순환, 세포의 생명활동, 신경계는 전자 활동에 의해 작동되므로 인간은 곧 고성능 전자기기인 것이다. 인간생명을 정의하기 위해서는 인간을 고등생명체가 아니라 창조주의 손에 의하여 만들어진 고성능 전자기기로 보아야 한다. 대지(고체), 물(액체), 공기(기체), 사람에게 공통적으로 흐르고 있는 생명에너지는 (+), (-)전자로 이루어져있다. 그러므로 인체는 생명을 주는 전자체와 단절되면 생명력을 손실당하고 질병으로 고통받는 것이다. 자연과 접하는 자연치유는 생명의 흐름인 전자의 흐름을 회복하는 행위이다. 가장 큰 (-)전자체인 땅과의 접촉은 자연치유의 첫 번째 관문이다.

제02편

원리보다 탁월한 체험

> 내가 그의 옷에만 손을 대어도 구원을 얻으리라 _막 5:28
> 병이 나은 줄을 몸에 깨달으니라 _막 5:29

아침에 강의 준비를 하던 중 전화가 왔다.

"홍영선 원장님이세요?"

"예."

"뱃속에 덩어리가 없어졌어요."

"뭐라고요?"

윤명자(58세) 씨와의 이야기는 이렇게 시작되었다. 윤명자 씨는 남편과 헤어지고 한 살 터울의 두 남매를 키우고 계신다. 수원에서 버스 청소를 하는데 한 달에 백만 원 남짓 받는다고 하신다. 문제는 질병이다. 10년 전부터 배에 돌 같은 덩어리가 있는 곳이 아프다고 한다. 이 덩어리가 생긴 지는 30년 되었다고 한다. 이 외에도 우울증, 관절질환, 허리통증, 손목 터널 증후군 등을 겪고 있는, 말 그대로 걸어 다니는 종합병원이시다.

4년 간 약을 한주먹씩 먹었지만 이제는 몸에서 약을 받아주지 않아 끊을 수밖에 없었다고 한다. 그러던 어느 날 버스를 청소하는 중, 은반지를 주워 손가락에 꼈다고 한다. 그런데 이튿날이 되자 은반지 낀 손가락의 붓기가 빠지고 몸이 아프지 않았다는 것이다. 그러다가도 반지를 빼면 다시 붓고 아팠다고 한다. 하도 이상하여 금은방에 가서 "내가 이런 경험을 했는데 은이 효과가 있나요?" 물었더니 금은방 주인 말씀이 "근거 없어요."란다. 그래서 이번에는 한의원을 찾아가서 다시 질문을 했더니 똑같이 "근거 없어요."라고 하더란다.

그러던 중에 '홍영선 볶은곡식'● 사이트를 알게 되었고 매주 하는 건강 강의를 듣던 중에 은의 효능에 대한 비밀을 알게 되었다고 한다. 허리에다 은 목걸이를 차고 잠을 자라는 말을 듣고 실제 해보았더니 돌 같은 덩어리가 없어졌다는 것이다. 본인은 '암이 아닐까?'하고 염려했는데 그 덩어리가 하룻밤 만에 사라지자 너무 감격스러웠다고. 그 희망의 기쁨을 감출 수가 없어서, 너무 좋아서 감사의 마음을 전하려고 전화했다는 것이다.

윤명자 씨는 또 인생의 고단함을 해소할 수 없어서 하루에 커피를 일곱 잔 이상 마시고 담배를 오랫동안 피워 치아가 누렇다고 하셨다. 은이 입안의 치석도 제거해준다기에 밥 먹는 시간 외에는 은반지를 항상 입에 물고

● 홍영선 볶은곡식 : www.liferule.com

지냈다고 한다. 그런데 놀랍게도 입안에 절어 붙은 치석이 말끔히 사라지고 깨끗해졌다는 것이다. 이제 건강을 회복할 수 있다는 희망 때문에 담배와 커피도 끊겠다고 결심하신다. 나는 이 희망찬 설렘과 기쁨이 모두에게 전달되길 기도한다.

 필자의 경험으로 깨달은 것은 인간의 생명은 매일매일 창조주가 주는 생명력으로 존재하게 되며 은銀은 그 생명력을 증진시키는 증폭제라는 것이다. 라디오에 증폭기가 없으면 소리를 들을 수 없듯이 인체도 하늘의 생명력을 증폭시키는 은 없이는 생명력을 유지할 수 없을 만큼 약한 존재이다.
 창세기 5장 5절에는 930세를 산 인류의 시조, 아담이 등장한다. 그 시절에 비하면 현재의 생명에너지는 대부분 상실된 상태다. 실낙원 에덴동산에서조차 생명과 없이는 생명력을 영속시킬 수 없는 것과 같은 맥락이다. 아담이 창조 당시 현재 사람들보다 20배나 더 큰 활력을 부여받지 않았더라면 자연의 법칙을 어기는 습관을 가진 현재의 인류는 다 멸절되었을 것이다.(기초교육, 23) 인간이 방종하여 건강법칙을 범하므로 현대인의 활력은 아담의 강건한 체구의 활력보다 20배나 더 상실하고 있다.(3증언, 138)

> 열두 해를 혈루증을 앓은 한 여자가 있어[막5:25] 많은 의원에게 많은 괴로움을 받았고 있던 것도 다 허비하였으되 아무 효험이 없고 도리어 더 중하여졌던 차에[막5:26]

이러한 역사적 사실은 이제 우리의 현실이 되었다. 생명현상을 화학적으로 연구하여 의료에 활용하는 의화학醫化學의 시조인 파라셀수스는 "독성이 없는 약물은 존재하지 않는다. 모든 약은 곧 독이다"라고 설파했다. 지금 우리 모두는 약물에 중독되었다고 해도 과언이 아니다. 혈루증으로 고생하던 여인의 마지막 희망은 창조주와 연결되는 것이었다.

예수의 소문을 듣고 무리 가운데 섞여 뒤로 와서 그의 옷에 손을 대니[막5:27] 이는 내가 그의 옷에만 손을 대어도 구원을 얻으리라 함일러라[막5:28] 이에 그의 혈루 근원이 곧 마르매 병이 나은 줄을 몸에 깨달았느니라[막5:29] 예수께서 그 능력이 자기에게서 나간 줄을 곧 스스로 아시고 무리 가운데서 돌이켜 말씀하시되 누가 내 옷에 손을 대었느냐 하시니[막5:30]

이 사실에 대하여 엘렌 G. 화잇●은 다음과 같이 주석한다.

그분께서 지나가시자 여인은 앞으로 나아가 그분의 겉옷자락을 간신히 만지는데 성공했다. 그 순간 여인은 고침을 받았음을 깨달았다. 바로 그 일촉一觸에 일생의 믿음이 집중되었다. 즉시 고통과 질병은 사라졌고, 그 순간 온 몸을 통하여 흐르는 전류와 같은 충격을 느꼈다. 자신에게 완전한 건강이 주어졌다는 느낌이 왔다. '병이 나은 줄을 몸에 깨달았느니라'(막 5:29).

● 엘렌 G. 화잇(1827~1915) : 제칠일안식일예수재림교(SDA; Seventh-day Adventists, 안식교)의 창시자이자 예언자. 1844년부터 1915년까지 약 70년 동안 2,000번 정도 하나님으로부터 계시를 받았다.

감사한 마음으로 충만해진 여인은 12년이라는 오랜 세월 동안 의사들이 한 것보다 더 큰 일을 단 한 번의 접촉으로 이루어 주신 위대한 치료자 예수님께 감사의 뜻을 나타내고자 하였다. 그러나 감히 그렇게 하지 못하고 그저 감사한 마음으로 군중 속에서 빠져 나가고자 노력하였다. 그때 예수님께서는 갑자기 걸음을 멈추시고 주위를 둘러보시며, "내게 손을 댄 자가 누구냐"고 질문하셨다.(치료봉사, 60)

혈루증으로 생의 마지막에 서 있던 여인에게 전해진 생명력이 우리에게도 필요하다. 현대의학의 한계점에 다다른 지금, 우리 몸을 창조주가 만든 하나의 고성능 전자기기라고 여기고 그에 맞게 다루어야 한다. 우리의 생명력은 창조주로부터 출발해 자연의 모체인 지구에 이르러 온다. 그리고 그 생명력의 증폭제인 생명과는 그 어떤 약보다도 값싸고 효과 있는 은銀이다.

창조 시, 죄 없는 에덴에서도 금과 은의 성분을 가진 생명과 없이는 아담과 하와의 생명이 영속될 수 없었다. 인간기계 사용설명서인 성경은 처음부터 은을 생명에너지의 증폭제로 제시하고 있는 것이다. 땅에 전사된 생명에너지를 증폭시키는 은이 기초되지 않고는 어싱접지의 삶도 있을 수 없다.

우리 사회에 윤명자 씨 같은 사람은 한둘이 아니다. 건강한 삶을 유지하기에 앞서 회복에 대한 희망이 필요한 시대이다. 나는 윤명자 씨가 경험한 건강회복의 원리를 이 책을 통해 제시하고자 한다. 이를 위해 성경의 역사와 생명의 법칙을 연구한 분들의 글을 인용하여 정리하였다. 어떤 면에서는 고정관념을 벗어난 내용이 생소할 수도 있으나 결코 상식은 벗어나지 않았다.

  나는 내게 꼭 필요한 책이라는 생각이 들면 50번 이상을 정독하여 거의 외우다시피 한다. 내용이 생소한 책은 다시 천천히 읽어보면 이해가 쉬워진다. 그리고 내가 강조하고 싶은 것은 요법이 아니고 원리이다. 구구단 공식과 같다. 한번 숙지하면 건강의 원리가 보인다. 그리고 이 건강원리는 단순한 이론이 아니라 직접 경험하게 한다는 점에서 그 의의가 있다.

EARTHING CAMP
제03편

오염된 공기

스스로 생명의 일부인 자연을 망가뜨리는 인간은
자폐증 환자와 같다.

가끔 도심에 사는 사람들이 잠잘 때 문을 열어놓아야 하는지 묻는다. 비 오고 바람 부는 날에는 그게 좋을 수 있지만 저기압에다 바람의 이동이 적으면 고스란히 매연을 마셔야 한다. 지하주차장, 지하차도, 지하철, 이런 공간에서는 숨을 쉬기가 여간 고역이 아니다. 그 공기를 폐에 머금고 있다고 생각하면 미칠 것만 같다. 왜 사람들은 이런 환경에서 병들고 죽어 가는지 나는 이해할 수 없다. 스스로 생명의 일부인 자연을 망가뜨리는 인간은 자폐증 환자와 같다.

공기오염의 가장 큰 원인은 인간이 두 가지 욕구를 잘못 사용하기 때문이다. 끊임없이 무엇을 만들고자 하는 창조욕과 밑도 끝도 없이 모으는 소유욕이다.

　현대 자연의학에서는 인체에 병이 발생하는 주원인을 공기 중의 음(-)이온 부족으로 보고 있다. 큰 병의 발생 원인은 대개 공기오염 때문이다. 도시는 양(+)이온만 넘치고 음이온은 제로 상태인 죽음의 공기로 가득하다. 원인은 무엇일까?

　국립대기연구센터NCAR는 전 세계에서 연간 발생하는 쓰레기 20억 톤 가운데 41%가 불에 태워진다고 추산한 연구 보고서를 '환경과학기술저널 ES&T'에 발표했다. 이는 각국별 인구수와 1인당 쓰레기 발생량, 공식 쓰레기 처분량 등을 취합한 후 차이를 비교·분석해 내린 결론이다. 대부분의 정부 자료는 쓰레기 소각로만 대상으로 하는데 비해 이번 보고서는 뒷마당, 들판, 쓰레기 하치장 등에서 태우는 쓰레기 소각량까지 포함한 것이다. 국가별로는 중국의 쓰레기 소각량이 가장 많았다. 주거지역 쓰레기 소각량의 경우 중국과 인도 순으로 많았고 폐기물 처리장에서 태워지는 쓰레기양 역시 중국, 브라질, 멕시코 순이었다.●

　보고서는 또 연간 발생하는 초미세먼지PM-2.5의 29%, 수은 대기배출량의 10%가 쓰레기 소각 때문이라고 지적했다. NCAR은 비록 추정치를 산출하여 오차를 고려해야 하지만 각국 정책 결정자들이 환경 관련 규제에 있어 이번 연구 결과를 참고할 수 있을 것이라고 말했다. 자동차 배출가스의 성분을 살펴보면 ①일산화탄소 ②탄화수소 ③질소산화물 ④입자상물

● 권수현, "전 세계 쓰레기 40% 소각돼 대기오염…中 최다", 연합뉴스, 2014. 8. 27.

질 ⑤오존 ⑥황산화물 ⑦휘발성 유기화합물 순이었다. ①~④ 항목은 자동차가 배출하는 가스량의 90% 이상을 차지한다. 나머지 오존, 황산화물, 휘발성 유기화합물 등도 소량이지만 극도로 유해한 2차생성물로 변화하는 물질이다. 사람들은 지금 이 순간에도 자신이 숨 쉬는 공기를 스스로 오염시키며 만성 자살 증후군 환자처럼 대책 없이 살아간다.

경제협력개발기구OECD는 2014년 5월에 내놓은 새로운 보고서에서, OECD 국가들은 매년 공기오염으로 인한 건강관리와 조기 사망 처리를 위해 1조 7,000억 달러 규모의 추가 비용이 필요하다고 지적했다. 특히 중국과 인도가 심각한 상황이라고 언급했다. 대기오염으로 인해 중국은 매년 1조 4,000억, 인도는 5,000억 달러의 비용이 들어갈 것으로 예상했다. 이 두 나라는 세계 평균을 웃도는 스모그 농도로 인해 대기오염이 심각하다.● 이처럼 대기오염으로 인한 경제적 손실이 천문학적인 수준인 것을 보면 대기오염이 얼마나 심각한 문제인지 알 수 있다.

우리는 우리가 매일 만드는 쓰레기와 매일 타는 자동차가 환경에 무슨 해악을 저지르는지 알고 있지만 별다른 대책 없이 질병의 공범으로 살아간다. 이제 더 이상 갑론을박한다고 해서 해결될 문제가 아니다.

온실가스 배출권을 사고파는 '배출권 거래제'를 2015년부터 시행한다. 그러나 온실가스 감축률을 완화해 기업의 부담을 대폭 줄였다. 온실가스 배출량이 많은 차량을 구입한 소비자에게 부담금을 부과하는 '저탄소차협

● 정종오, "34개국 자동차 매연…매년816조 부담", 아시아경제, 2014. 5. 29.

력금제'는 자동차 업계의 반발로 2020년 말까지 시행을 연기하기로 했다. 환경단체들은 정부의 온실가스 감축 방안이 "누더기가 됐다"고 비판했다.●

현재 폐암은 다른 암에 비해 진행속도가 가장 빠르다. 사망률도 1위이다. 담배가 주원인이라고 돌리지만 담배와 상관없이 폐암이 증가하는 것은 순전히 대기오염 때문이다.

글의 내용이 지적이고 고상하며 논리적이라고 해서 무조건 좋은 건강도서는 아니다. 건강은 현실적인 문제이다. 수많은 약과 건강보조식품이 존재하는 이유는 그만큼 건강이 삶의 필수 요소이며, 개인의 생명이 달린 심각한 문제이기 때문이다. 하지만 건강에 관심 많은 사람은 있어도 자동차를 타면서 오염물질을 배출하는 것에 미안한 생각을 가지는 사람은 없다. 결국 이러한 행위가 자신의 생명을 불태워 소멸시키는데 일조하고 있는데도 말이다.

우리 주위의 환경과 몸 안에서는 생명의 위기를 경고하는 비상벨이 계속 울리고 있다. 화재가 나면 불보다는 연기에 질식하여 사람이 죽는 경우가 더 많듯이, 오염된 공기와 몸속 활성산소의 무차별적인 공격이 결국은 생명을 파괴할 것이다. 문제는 우리가 그것을 인지하기를 거부한다는 점이다. 질병이 곧 인류의 멸망으로 이어짐을 경고하는 메시지를 계속 무시한다면 더 이상 다른 대안은 없다. 경고를 받아들이고 자연의 생명을 접해

● 이재덕, "'누더기'가 된 온실가스 감축안", 경향신문, 2014년 9월 2일자, A1면.

야 한다. 이것이 인류의 현실이다.

그러나 지금의 도시인들은 오염되지 않은 시골에 가서 적응하고 살아갈 능력이 없다. 아파트에 살면서 좋은 물, 좋은 음식은 섭취할 수 있지만 땅의 기운을 얻고 신선한 공기를 호흡할 수는 없다. 그렇다면 최대한 자연의 생명을 도시에서 접하는 방법은 무엇일까? 좋은 공기를 대신할 음이온과 땅에 인체를 접지시킬 대안을 찾는 것이야말로 현대인의 생명을 구원할 응급조치가 아닐까?

수많은 자가면역질환과 당뇨와 같은 만성병은 사람들의 몸이 땅과 단절되었기 때문에 발생한다. 이 책을 집필하게 된 이유 중 하나는 광야생활을 도시에 적용하는 방법을 찾기 위해서이다. 언젠가는 도시인들이 도시에서 빠져나와 광야생활을 선택할 때까지 필자의 경험을 전하여 끊임없이 그들의 건강 유전자를 깨우려는 것이다. 송어는 강이라는 고향을 떠나 바다에 살다가 산란 때가 되면 다시 고향으로 돌아온다. 이처럼 자연과 단절된 사람들이 자연의 깨우침을 받고 다시 자연으로 돌아올 때, 죽어서가 아니라 살아서 돌아올 수 있도록 자연의 위대함을 경험하게 하자는 것이다.

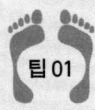

팁 01

**인체 내의 음이온이 감소하면,
왜 몸의 상태가 나쁘게 되는 걸까?**

인체는 무수히 많은 세포로 이루어져 있는데, 그 하나하나는 세포막으로 둘러싸여 있다. 이 세포막은 여러 가지 중요한 작용을 하고 있는데 세포 내로 영양을 흡수하기도 하고, 역으로 노폐물을 배출하기도 한다. 세포 내에 음이온, 외측에 양이온이 많이 존재한다면 세포막을 비롯한 세포 전체의 작용이 정상적으로 이루어지지만, 세포 내에 음이온이 적고 양이온이 많아지면 영양분의 흡수나 노폐물의 배출이 원활하게 이루어지지 않는다. 즉, 신진대사가 나쁘게 되어 몸 전체의 생리작용이 쇠퇴하고, 나아가서는 여러 가지 병으로 이어질 수가 있는 것이다. 구체적으로 말하면, 우선 영양이 충분하게 흡수되지 않고 노폐물의 배출이 잘 이루어지지 않아 혈액이 산성화된다. 따라서 각종 병원균 감염에 대한 저항력도 떨어지고, 신경에 영양보급도 부족하게 되어 내장을 지배하고 있는 자율신경의 작용이 정상적이지 못하게 된다.

● 음이온 세상 엿보기 카페 : cafe.naver.com/bhworld

이로 인해 고혈압, 동맥경화, 뇌졸중, 심장병, 암 등의 성인병을 비롯해 빈혈, 알레르기성 질환, 허약체질, 갱년기장애, 어깨 결림, 요통, 류마티스, 신경통, 두통, 더 나아가 상습적 변비, 위장병, 간장병, 신장병, 자율신경 실조증, 불면증 등이 생길 수 있고, 미용장해도 일으킬 수 있다.

체내에 있어서 음이온의 감소는 이와 같이 많은 질환을 불러일으킬 정도로 무서운 것이다. 이러한 상태일 때 음이온을 체내에 많이 흡수하면 혈액 중의 칼슘의 양이 상당히 증가하고, 칼륨의 양은 감소한다. 이렇게 해서 칼슘의 이온화 증가에 의해 산성화되어 있는 혈액을 약알칼리성의 정상적인 상태로 되돌릴 수가 있는 것이다.

공기 중의 이온의 변화, 즉 전자의 밀도에 따라 몸이 반응하는 것은 인체가 하나의 전자기기임을 증명한다. 날씨문제만이 아니라 현재 도시의 삶은 (-)전자를 전혀 공급받지 못한다고 할 수 있을 만큼 열악하다. 자동차 배기가스, 전자파 등과 함께하는 삶의 모든 패턴이 체내 양이온을 증가시킨다. 증가하는 양이온에 비해 음이온은 상대적으로 매우 부족하다. 이를 해결하기 위한 방편 중의 하나가 어싱접지이다.

모든 에너지가 전자를 방사하고 모든 만물이 전자체라면 현대의학에도 새로운 패러다임이 필요하다. 현대과학의 발전은 여러 면에서 인체가 전자기기임을 증명한다.

● EARTHING CAMP
제04편

마이 라이프

> 목마른 자들아 물로 나아오라 돈 없는 자도 오라
> 너희는 와서 사 먹되 돈 없이 값없이 와서 포도주와 젖을 사라 _사55:1

나는 밖에서 잠자고 예배드리는 현대진리선교회를 운영하고 있다. 그렇지만 나는 목사도 전도사도 아니다. 그저 질병이라는 죽음의 골짜기를 빠져나온 이들과 작은 공동체를 이루고 사는 사람이다. 건강회복을 위하여 "백 명의 의사를 찾기 전에 저녁을 굶으라."고 외친 지도 20년이 넘었다. 15년 넘게 볶은곡식과 야외수면을 통한 건강회복의 원칙을 전하다 보니 이제는 볶은곡식과 건강캠프, 건강식당을 운영하는 공동체로 자라났다.

건강 저서로는《병든 인류를 위한 하나님의 처방》,《볶은곡식밥상》,《생명의 법칙》이 있다. 저녁을 굶는 두 끼 식사에 대해 20년 전 집필한《병든 인류를 위한 하나님의 처방》은 단종되었다.

나는 15년 넘게 밖에서 자면서 땅과 접하는 야외수면의 놀라운 축복을 경험했다. 하지만 아파트 생활을 벗어나지 못하는 이들에게는 도움이 되지 못했다. 항상 반쪽짜리 건강만 제시하는 모양이어서 마음이 씁쓸했다.

근간에 캠프에 온 이명수 선생님이 《어싱: 땅과의 접촉이 치유한다》[●]라는 책을 주고 갔다. 어싱이란 지구 표면에 존재하는 에너지에 우리 몸을 연결하는 것을 가리키는 용어이다. 말하자면 땅에 앉거나 맨발로 걷기 혹은 지구의 치유에너지를 전달해주는 전도성 장치에 몸을 연결한 상태에서 잠을 자거나 일을 하는 것이다. 유명 연예인, 운동선수 등을 포함한 전 세계의 수천 명이 어싱을 생활화하고 있다.

어싱은 수많은 염증 관련 질환의 증상을 완화하거나 없애는 효과가 있다. 어싱을 하면 대부분의 경우 수면의 질이 향상되고 기운이 돈다. 신경계가 안정되며 스트레스가 줄고 차분해지면서 생체리듬이 정상화된다. 또한 시차적응이 쉬워지고 주변 전자기장의 잠재적 위해로부터 몸을 보호할 수 있다. 강도 높은 훈련이나 경기 후 회복이 빠르다.

《늙지 않는 얼굴, 늙지 않는 마음》[●]의 저자인 니콜라스 페리콘 의학박사는 우리가 땅 에너지와 그 안의 무한한 자유전자에서 단절됨으로써 직면하게 된 위험을 설명한다. 많은 현대인들이 각종 질병과 만성염증, 수면장애 등에 고통 받고 있는 이유를 과학적으로 잘 뒷받침한 훌륭한 가설이다.

- 클린턴 오버·마틴 주커 외 1명 저, 《어싱 : 땅과의 접촉이 치유한다》, 김연주 역, 히어나우시스템, 2001.
- Nicholas Perricone, 《Ageless Face, Ageless Mind》, playaway, 2009.

《에너지 치유 실험》●의 저자이자 애리조나 대학교 심리학·의학교수인 개리 슈워츠 박사는 "어싱은 햇빛, 공기, 물, 영양소처럼 근본적인 요소일지 모른다. 땅이 당신과 함께 하기를!"이라고 했으며, 《화성에서 온 남자, 금성에서 온 여자》의 저자인 존 그레이 박사는 "자연은 건강과 치유의 근본 원천이다. 어싱은 우리를 자연에 연결시켜주며, 이 책은 자연의 위대한 치유 비밀에 대한 지침서다."라고 했다. 그리고 슈퍼모델 미란다 커는 어싱에 대해 "접지한 채로 잠을 자면 숙면을 취할 수 있다. 여행을 많이 다녀도 아침이면 상쾌하게 일어난다."라고 전했다.

책을 읽으면서 나 말고도 이런 데에 관심을 가지고 연구하는 사람들이 많이 있다는 것을 알게 되었다. 그리고 인터넷을 검색하면서 어싱이 한국에서 제대로 이해되지도 알려지지도 않고 있음을 알게 되었다. 야외수면의 효능을 15년 넘게 경험한 내가 무엇인가 해야 할 시기가 온 것을 직감했다.

땅에 접지를 해서 제대로 도움을 받는 방법을 직접 전하고 싶었다. 제대로만 하면 하룻밤 만에도 내 몸이 무엇을 원하는지 경험할 수 있다. 건강은 이론이 아닌 경험이다. 이것이 나의 마지막 꿈을 이루는 또 하나의 계단이 될 것임을 확신하게 되었다.

자기의 꿈을 만 번 말하면 이루어진다고 했던가? 내가 꿈꿔온 유토피아는 수만 명이 집 없이 광야에서 볶은곡식을 먹고 어싱의 삶을 사는 것이 아

● Gary E. Schwartz, 《The Energy Healing Experiments》, Atria Books, 2008.

니었던가? 그러한 삶을 경험하기 위해 온 세상 사람들이 찾아오게 하고, 그들에게 생명의 근원을 일깨워 주는 것이 나의 꿈이 아닌가?

나의 유토피아가 한낱 꿈으로 끝나길 원치 않았다. 그래서 가진 것이 없어도 항상 그러한 땅을 찾고자 헤매왔던 것이다. 모든 사람들에게 돈 없이도 건강과 행복을 구할 수 있는 방법을 알려주자고 다짐을 했다.

너희 목마른 자들아 물로 나아오라 돈 없는 자도 오라 너희는 와서 사 먹되 돈 없이 값없이 와서 포도주와 젖을 사라 [사55:1]

밖에서 자는 완전한 어싱이 아니더라도, 땅에 누워 자는 것과 같은 경험을 집안에서도 할 수 있게 하고 그에 따른 건강의 변화를 스스로 느끼게 함으로써 자연의 소중함과 그 가치를 깨우쳐 주고 싶다.

EARTHING CAMP
제 05편

지구는 무엇인가?

빛이 있으라 하시매 빛이 있었고 _창1:3
명하시매 견고히 섰도다. _시33:9

지구의 탄생은 오직 성경에서만 그 기원을 밝힌다. 어떤 이들은 건강 이야기만 하지 성경 이야기는 왜 끼우느냐고 말하지만 내 건강지식은 성경에 근거를 두고 있기 때문에 어쩔 수 없다. 다행히 내가 수많은 사람들과 직접적인 논쟁을 피할 수 있었던 것은 모든 이야기를 책으로 말하고, 강의와 설교를 한 데에 이유가 있다. 그럼에도 사람들은 어떻게든 소문을 듣고 귀를 열고 찾아온다. 내가 하는 말에 반기를 든 사람을 직접 만났다면 매우 힘들었을 것이다. 비겁하지만 사상을 위해서는 영웅처럼 싸우는 인간의 특성상 그렇다.

인간이 스스로를 위하여 자동차를 만들었듯이 지구 역시 하나님의 수공

품에 불과하다.

> 하나님이 가라사대 빛이 있으라 하시매 빛이 있었고[창1:3] …
> 여호와 하나님이 흙으로 사람을 지으시고 생기를 그 코에 불어넣으시니 사람이 생령이 된지라[창2:7] … 여호와의 말씀으로 하늘이 지음이 되었으며 그 만상이 그 입 기운으로 이루었도다.[시33:6] … 저가 말씀하시매 이루었으며 명하시매 견고히 섰도다.[시33:9]

이 지구에 하나님께서 생명을 창조하셨고 그 생명체를 친히 돌보신다. 인간은 땅에서 생명의 기운을 받아 존재하는 생명체로 창조되었다. 하나님의 생명력은 공명을 통해 지구에 보내진다.

> 보좌로부터 번개와 음성과 뇌성이 나고[계4:5]
> 그 소리를 천하에 퍼뜨리시며 번개 빛으로 땅 끝까지 이르게 하시고[욥37:3]
> 그가 목소리를 발하신 즉 하늘에 많은 물이 생기나니 그는 땅 끝에서 구름이 오르게 하시며 비를 위하여 번개하게 하시며 그 곳간에서 바람을 내시거늘[렘10:13]

'번개'는 전기력, '소리'는 생명을 창조하는 파장, '뇌성'은 능력을 나타낸다. 하나님께서는 인간을 땅과 교감하는 존재로 창조하셨다. 똑같은 소리 굽쇠 두 개를 놓고 한쪽을 치면 반대쪽도 울리듯 지구는 하나님의 음성에 공명하는 생명체이다. 하나님의 능력과 전기, 생명의 형태를 만들고 유지하는 파장은 땅에 전사되고, 그것은 만물을 창조하는 근원이 된다.

> 땅이 그 소산을 내었도다. 하나님 곧 우리 하나님이 우리에게 복을 주시리로다 [시67:6]
>
> 하늘을 창조하여 펴시고 땅과 그 소산을 베푸시며 땅 위의 백성에게 호흡을 주시며 [사42:5]

자연치유를 경험하려면 먼저 인간이 진화적 존재가 아니라 창조적 존재임을 기억해야한다. 진화론적 관점에서 인간을 관찰하게 되면 진화는 우연히 이루어진 것이기 때문에 우연히 일어나는 수 만 가지 치료법을 택하게 된다. 반면 창조적 관점에서 보면 모든 생명들은 질서와 법칙 안에서 존재하기 때문에 치료 방법이 단순해진다.

> 내 형질이 이루기 전에 주의 눈이 보셨으며 나를 위하여 정한 날이 하나도 되기 전에 주의 책에 다 기록이 되었나이다. [시139:16]

인간이 창조되기 전에 이미 그 설계도가 존재함을 성경은 기록하고 있다. 인간의 생명은 땅에서 오는 생명파장에 의해 유지되도록 만들어졌다. 우주인들이 우주에 적응하기 위해 아무리 지상에서 고된 훈련을 거친다 하더라도, 막상 우주캡슐 속에 들어가면 불면증과 멀미, 신체기능 저하로 상당히 고생하는 것을 볼 수 있다. 심지어 수면제 없인 잠을 잘 수 없다고 한다. 인간은 땅을 접하지 않고는 살 수 없는 존재이다.

그렇다면 땅이 주는 에너지에 의해 인체가 회복될 수 있다는 증거는 무엇이 있을까?

지구 반지름은 6,370km이다. 태양과 정면으로 마주치는 정오가 되면 태양풍에 의하여 지자기*는 지구 반지름의 10배까지 미친다. 반면 밤이 된 지구 반대편은 100배까지 뻗어나간다. 지구 반지름의 60배 거리에 달이 있다. 지자기 파장에 의해 생명력이 주어지기 때문에 옛날 사람들은 지기地氣를 받아야 건강하다고 했다. 가장 단순한 예로 낮에는 지자기가 밤의 10분의 1밖에 되지 않기 때문에 낮잠을 오래 자면 기의 순환이 정체되어 피로가 풀리기는커녕 오히려 무기력해진다. 반대로 밤에 깊은 숙면을 취하면 오래 자도 몸이 가볍다.

비록 인간은 땅을 망가트리지만 땅은 여전히 하나님의 생명에너지를 공급해준다. 흙에서 창조함을 받은 인간의 고향은 땅이다. 흙의 원소가 곧 인간 생명의 근원이므로 땅과 교감하지 않고서는 인간은 존재할 수 없다.

● 지자기(地磁氣) : 지구와 지구 주위에 나타나는 자석과 같은 자성. 지구자기라고도 한다.

제06편

생명파동

> 선한 말은 꿀 송이 같아서
> 마음에 달고 뼈에 양약이 되느니라. _잠16:24

　현대는 양자역학시대이다. 비록 원자 수준이지만 현대과학을 응용하여 빛에서 물질을 만드는데 성공했다. 모든 물질이 파장과 입자의 이중성을 가진다. 태양빛이 지구에 올 때 태양의 대전입자가 초속 30만km의 속도로 지구에 달려온다. 그 입자를 모아서 전기를 뽑아 쓰는 것이 바로 태양열 전지판이다. 지금은 이처럼 모든 것이 무선으로 통하는 시대이다.

　빛이 유전자를 변화시킨다는 말이 있다. 변화란 회복과 파괴 모두를 말한다. 암환자에게 방사선을 쪼이면 암세포를 파괴함과 동시에 유전자 변이를 통해 또 다른 암을 만들어내기도 한다.

한국표준과학연구원 방건웅의 책 제목《신과학이 세상을 바꾼다》처럼 과학기술이 세상을 바꾸고 있는 것은 아닐까. 중국 태생의 러시아 의사, 치앙 칸젠Chiang Kanzhen의 연구를 살펴보자.

실험 1. 치앙 칸젠은 DNA의 역할은 녹음테이프처럼 정보를 저장하는 것이며, 생체에서 방사되는 전자기신호를 이용해 DNA의 정보를 주고받을 수 있다는 가설을 세워 연구를 거듭했다.

치앙은 유전자에 어떠한 물리적 조작도 가하지 않고, 유전자로부터 나오는 미약한 에너지장만을 이용하여 밀과 옥수수의 교배종을 만드는데 성공했다. 밀에서 방사되는 전자파를 증폭한 뒤 옥수수의 씨앗에 쪼여 땅에 심은 것이다. 그랬더니 옥수수와 밀의 중간 형태를 지닌 교배종이 자랐다. 더 주목할 만한 사실은 보통 옥수수와는 달리 밀처럼 이삭이 달리는 형태였다는 것이다. 보통 옥수수의 소출보다 옥수수알은 200%, 중량은 300%가 많았다고 한다. 게다가 이러한 현상이 다음 세대에까지 계속 유전되었다. 이는 에너지장이 조사照射되면 유전자의 염기배열이 영구적으로 변한다는 것을 의미했다. 이 실험 결과는 생명장의 존재를 강력하게 암시해주고 있는데, 이는 미래의 지식체계를 이해하는 데 아주 중요한 개념이 된다.

실험 2. 한국에 온 치앙 칸젠은 오리를 커다란 드럼통에 가두고 돌리면서, 퍼드덕거리는 오리로부터 나오는 기를 에너지 채집장에 모았다. 그런 다음 그 에너지를 달걀 500개에 쪼여 부화시켰다. 총 480마리의 병아리가 나왔는데 그 중 25%는 발에 물갈퀴가 달려있고, 80%는 머리모양이 오리처럼 넓적했으며, 70%는 목이 길었고, 90%는 눈이 오리 눈을 닮아 있었다.

치앙은 이 실험 결과를 국내 학계에 공개한 바 있다.

실험 3. 그는 80세 된 자신의 부친을 대상으로 실험하였다. 부친에게 젊은 인체의 생체에너지장을 쪼이자 귀 울림, 악성 종양 등 20~30년 된 고질병들이 사라짐을 알게 되었다. 그리고 6개월 뒤에는 검은 머리칼이 다시 나기 시작했으며, 20년 전 이가 빠졌던 자리에 새로운 이가 돋았다. 그 후 이미 관련 분야 연구에 상당한 진전을 보이고 있던 러시아 보건성으로부터 지원을 받아 많은 사람들을 대상으로 같은 실험을 했다. 그 결과 악성 종양 치료에 성공했고 5~10년 정도 회춘이 되었다고 한다. 이 연구를 바탕으로 그는 1991년에 '면역반응제어법'이라는 특허를 획득했다.

실험 4. 그가 사용했던 악성 종양 치료법은 토끼들이 암에 걸리지 않는다는 사실에서 착안한 것이었다. 인공적으로 암을 유발시킨 300마리의 쥐를 두 그룹으로 나누어 한 그룹에만 토끼의 생체에너지장을 쪼였다. 토끼의 생체에너지장을 쪼인 그룹은 70%가 살아남았고, 그렇지 않은 그룹의 쥐들은 모두 죽었다. 토끼가 암에 걸리지 않는 비밀이 밝혀지면 앞으로 토끼 키우기 운동이 일어날지도 모르는 일이다.

뿐만 아니라 멜론 새싹의 생체전자기장을 오이에 옮겨주자 오이가 멜론과 같은 모습으로 자랐는데, 이렇게 획득된 형질은 다음 세대까지 유전되었다. 돌연변이는 유전되지 않는다는 기존상식을 고려할 때 이는 생물학 역사상 일대 사건이었다. 어쨌든 우리는 치앙 칸젠의 연구를 통해 파장이 생명체의 유전자를 결정한다는 결론을 얻어낼 수 있다. 오늘날 품종개량 역시 방사선 육종법, 즉 파장을 통해 유전자를 바꾸는 방식으로 이루어진다. 결국 파장이 유전자를 변화시키는 실체인 것이다.

> 그 날에 그가 숫염소 중 얼룩무늬 있는 자와 점 있는 자를 가리고 암염소 중 흰 바탕에 아롱진 자와 점 있는 자를 가리고 양 중의 검은 자들을 가려 자기 아들들의 손에 붙이고,[창30:35] 자기와 야곱의 사이를 사흘 길이 뜨게 하였고, 야곱은 라반의 남은 양 떼를 치니라.[창30:36] 야곱이 버드나무와 살구나무와 신풍나무의 푸른 가지를 취하여 그것들의 껍질을 벗겨 흰 무늬를 내고,[창30:37] 그 껍질 벗긴 가지를 양 떼가 와서 먹는 개천의 물구유에 세워 양 떼에 향하게 하매 그 떼가 물을 먹으러 올 때에 새끼를 배니[창30:38] 가지 앞에서 새끼를 배므로 얼룩얼룩한 것과 점이 있고 아롱진 것을 낳은지라.[창30:39]

창세기에서는 이미 바라봄으로 유전자가 변이됨을 보여줌으로써 파장이 변화의 실체라는 것을 증명한다. 인간생명의 파장을 회복하기 위해서는 아래의 다섯 가지 내용을 숙지할 필요가 있다.

첫째, 사람은 땅에서 오는 생명파장을 증폭하여 받는 방법을 아는 것이 중요하다. 둘째, 전자기기 등 주변의 환경에서 들어오는 나쁜 파장을 상쇄시켜야 한다. 셋째, 자신 내면의 파장을 안정시켜야 한다. 넷째, 유전자를 회복시키는 생명파장이 수면 중에 체내에서 공명될 수 있도록 위장을 비워야 한다. 다섯째, 양자역학적으로 보면 음식을 먹는다는 것은 곡식의 기운氣氣을 받는 것이다. 소화기관에 맞는 음식, 즉 대변에 좋은 음식이 필요하다.

이 중 가장 어려운 것이 세 번째이다. 양심의 가책, 빚, 미래에 대한 불안,

가정 내의 불화 등으로 인한 내면의 스트레스가 몸의 유전자를 망가뜨리는 가장 나쁜 파장이다. 파장의 실체인 생각과 말의 힘에 대하여 성경은 다음과 같이 교훈한다.

> 혹은 칼로 찌름같이 함부로 말하거니와 지혜로운 자의 혀는 양약 같으니라[잠12:18] … 선한 말은 꿀송이 같아서 마음에 달고 뼈에 양약이 되느니라[잠16:24] … 마음의 즐거움은 양약이라도 심령의 근심은 뼈로 마르게 하느니라[잠17:22] … 대저 그 마음의 생각이 어떠하면 그 위인도 그러한즉[잠23:7]

우리는 하늘이 땅에 전사한 생명에너지, 즉 하나님의 형상과 가장 가까운 모양으로 인체를 유지시키는 생명형태장 파장을 받아 우리의 몸과 마음과 유전자를 회복해야 한다. 건강의 회복은 인간이 땅과 얼마나 교감 하느냐에 달려있다. 우리가 땅과 멀어진다면 지속적으로 생명파장을 받지 못해 결국 유전자 변이를 초래할 것이다. 인간생명 회복에 대하여 성경은 다음과 같이 약속한다.

> 내 이름을 경외하는 너희에게는 의로운 해가 떠올라서 치료하는 광선을 발하리니 너희가 나가서 외양간에서 나온 송아지같이 뛰리라[말4:2]

제07편

생물학의 수수께끼와 에너지장場

> 하나님이 그 뜻대로 저에게 형체를 주시되
> 각 종자에게 그 형체를 주시느니라. _고전15:38

  1년 만에 길거리에서 우연히 친구를 만났다고 해보자. 우리는 아무런 어려움 없이 그 친구를 알아볼 수 있다. 너무도 당연한 이야기 같지만 따지고 보면 이건 굉장히 신기한 일이다. 길거리에서 만난 그 친구의 얼굴에는 1년 전의 세포는 하나도 남아 있지 않기 때문이다. 알다시피 우리 몸에선 날마다 낡은 세포는 죽고 새로운 세포가 태어난다. 그런데 우리는 어떻게 항상 같은 모습을 유지할 수 있는 것일까?

  우리 몸 안의 모든 세포는 똑같은 종류의 DNA가 복제된 것이기 때문에 유전자 구조로만 보면 모두 쌍둥이이다. 그런데 어떻게 손과 발, 목과 머리, 손톱과 머리카락은 서로 다른 모양을 갖게 되는 걸까? 왜 손은 손, 발은 발의 형태로 성장하는 것일까? 다른 동물도 마찬가지다. 암탉의 난자와 수탉의 정자가 만나 수정란이 만들어진다. 그리고 그 수정란은 세포분열을 거듭해 병아리가 된다. 병아리의 모든 세포는 수정란, 즉 난자와 정자가 결합할 때 만들어진 것과 똑같은 DNA를 가지고 있다. 그런데 왜 어떤 세포는 눈이 되고 어떤 세포는 간이 되고, 어떤 세포는 발이 되는가? 어떻게 달걀 속에서 기관器官이 형성되는가? 생물학계는 아직도 이 수수께끼를 풀지 못하고 있다. 또한 체세포를 이용해 양을 복제하는 데는 성공했지만 그 하나의 체세포로부터 어떻게 눈과 귀, 위장과 대장 등이 분화되는지는 여전히 미스터리다.

1930년대에 미국 예일대학교의 해롤드 버Harold Saxton Burr 교수는 이 수수께끼에 대한 열쇠를 하나 내놓았다. 몸에서 나오는 에너지 파동에 그 정보가 실려 있다는 것이다. 그는 생체와 관련된 각종 전기적 변수들을 측정한 것을 가지고 생물체의 성장이나 재생의 메커니즘을 규명하려 했는데, 연구과정에서 난자의 주위에 미약한 전장電場이 있음을 발견했다. 그리고 달걀로도 실험한 결과, 수정란의 장과 무정란의 장이 서로 다르다는 사실도 발견했다.

그는 이 연구결과를 토대로 "생명체의 외부에는 형상에 대한 정보가 실려 있는 에너지장이 존재하며. 이 틀에 의해 세포가 제멋대로 분열하지 않고 특정 형태로 분열해 간다"는 주장을 폈다. 즉 밥그릇이면 밥그릇, 바가지면 바가지를 찍어내는 틀이 있듯이 생명체에도 일정한 모양을 갖추도록 해 주는 틀이 있다는 것이었다. 그는 에너지장의 형태로 존재하는 이 틀을

'생명장Life Field'이라 이름 지었다. 수정란 달걀을 예로 들면, 그것을 둘러싼 생명장 속에 닭의 형상에 대한 정보가 실려 있어서 세포가 제멋대로 분열하지 않고 닭의 형상대로 분열해 간다는 것이다.

최근에 이와 비슷한 의견을 내놓은 사람이 또 있다. 노벨상 후보로 지명된 적이 있는 생화학자 로버트 베커Robert Becker이다. 베커는 재생능력이 뛰어난 도룡뇽을 대상으로 어떻게 절단된 부위가 원래의 형태대로 다시 자라는지를 연구했다. 그 결과 그는 상처를 입거나 잘려 나간 곳의 피부 표면에 미약한 전류가 흐른다는 사실을 알아냈다. 그리고 그 전류를 차단하지 않고 계속 흐르도록 유지해 주면 절단된 부위가 재생되고, 그렇지 않으면 재생이 일어나지 않는 현상을 발견했다. 이는 손상된 곳 주위에 형성된 전장에, 형체에 대한 정보가 실려 있음을 시사한다.●

영국의 생화학자 루퍼트 셀드레이크Rupert Sheldrake가 내놓은 '형태장形態場 Morphic Field 이론'은 여기서 한 발 더 나아간 가설이다. 형태장, 즉 형태를 기억하는 에너지장이 생물체를 둘러싸고 있으며 성장과 발달에 지속적인 영향을 미친다는 주장은 해롤드 버 교수의 생명장 이론과 비슷하다. 그런데 셀드레이크는 형태장이 생명체의 형상뿐만 아니라 생태와 행동양식에도 영향을 미친다고 주장했다.●

아래 사진은 생체에너지장을 킬리안● 사진기로 찍은 것이다. 심지어 나

● 로버트 베커, 《생명과 전기(The Body Electric)》, 공동철 옮김, 정신세계사, 1994.
● 地水火風님의 블로그, 〈人體의비밀-誕生의신비-生命현상들〉, http://blog.naver.com/bulnamoo1/120001396943
● 킬리안 : 물체가 가진 보이지 않는 생체에너지장을 촬영하는 기법으로, 전기기사였던 크리미아 반도의 세미온 킬리

뭇잎이 찢어진 경우에도 그 형태장을 유지한다. 인체 또한 붕어빵 틀처럼 에너지 형태장에 갇혀있고 그 형태대로 성장하고 유지하는 것이다.

　인간이 땅으로부터 얻는 유전정보는, 지구가 하나님으로부터 받아 간직한 생명형태장 파장에 의해 매일 그 본질이 유지된다. 인간의 유전정보는 영원불변한 것이 아니다. 땅에서 방사되는 형태장, 즉 형태를 기억하는 에너지장이 생물체를 둘러싸고 성장과 발달에 지속적인 영향을 미친다.

> 또 너의 뿌리는 것은 장래 형체를 뿌리는 것이 아니요 다만 밀이나 다른 것의 알갱이뿐이로되[고전15:37] 하나님이 그 뜻대로 저에게 형체를 주시되 각 종자에게 그 형체를 주시느니라[고전15:38]

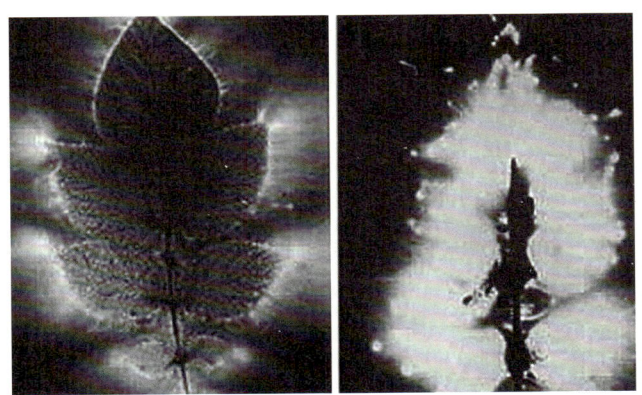

〈그림〉 완전한 잎(좌) 찢겨진 잎(우)

안(Semyon D. Kirlian)이 고안했다. 촬영할 대상에 필름을 밀착하고 필름과 대상물 양쪽에 수만 볼트의 고주파 전류를 흐르게 한 후 빛이 나오는 순간을 포착한다.

인간을 땅과 단절시키는 고층아파트, 자동차 문화는 인간생명의 유전자를 변형시키고 인간을 병들게 한다. 땅에서 오는 보이지 않는 생명형태장 에너지가 우리에게 얼마나 소중한 존재인지 깨달음이 필요하다. 우리에게 어싱이 필요한 가장 핵심적인 이유이다. 만물이 생명의 유전자를 회복하고 유지하는 것은 땅과의 교감에 그 근원을 두고 있다.

"씨에는 생명이 있고 땅에는 능력이 있다. 그러나 무한하신 능력이 밤낮으로 역사하지 아니하면 씨는 아무런 수확도 내지 못한다. 바싹 마른 밭에 수분을 주기 위하여 비가 내려야 하고, 태양이 온기를 보내 주어야 하고, 땅에 묻힌 씨에는 전기가 전달되어야 한다. 창조주께서 넣어 주신 생명은 오직 창조주만이 불러낼 수 있다. 모든 씨가 싹이 트고 모든 식물이 자라는 것은 하나님의 능력으로 말미암아 되는 것이다."(실물교훈, 63)

제08편

슈만공명주파수

> 하늘이여 귀를 기울이라 내가 말하리라
> 땅은 내 입의 말을 들을지어다. _신32:1

1950년대 독일의 우주물리학자 슈만O. S. Schuman은 지구 표면으로부터 상공 55km까지 지구를 둘러싸고 있는 전리층 사이에서 공명하고 있는 지구 고유의 진동 주파수를 발견했는데, 그의 이름을 따 '슈만공명주파수schumann resonance frequency'라고 불렀다. 이 주파수는 평균적으로 늘 7.8Hz를 유지한다.

학계에서는 이를 그리스 신화에 나오는 대지의 여신의 이름을 딴 '가이아Gaia의 뇌파', 또는 단순히 '지구의 심장박동'이라 부르기도 한다. 놀라운 것은 인간이 뭔가에 몰입했을 때 나오는 뇌파의 평균 주파수 역시 7.8Hz로 지구의 주파수와 정확히 일치한다는 사실이다. 이는 임신한 어머니와

뱃속 아기의 심장이 같이 뛰듯이 지구와 인간도 일체(體)임을 암시해 준다. 다시 말해 인간은 슈만공명주파수를 통해 하나님의 생명을 받고 있기 때문에 인간의 심장과 뇌파 역시 이에 맞추어 공명하고 있는 것이다.

지구의 심장박동이 전해지는 상공 55km의 전리층을 벗어나면 인간의 생명은 지속될 수 없다. NASA에서는 우주비행사들이 우주병에 걸리지 않게 하려고 지구의 고유주파수인 슈만공명주파수를 우주선 안에 인공적으로 발생시킨다고 한다. 하지만 생명형태장이 빠진 이 파장 하나만으로는 다른 모든 생명의 파장을 대신할 수 없기에 우주비행사들은 우주에서 우울증과 불면증, 멀미, 육체적 고통에 시달린다.

아이는 어머니의 품에서 어머니의 심장 고동소리를 들어야 마음이 편안하다. 그러나 문화와 과학의 발전은 인류를 생명 파동의 실체인 땅에서 분리시켰다. 문화와 과학이 발전할수록 몸은 점점 자연과 분리된 환경에 놓이게 되고, 이러한 환경은 인체회복에 가장 큰 악영향을 미치는 수면장애를 일으킨다.

인류의 주거공간에 대한 최초의 기록은 성경에 있다. 창조주께서 아담과 하와에게 집이 아닌 동산을 주셨다고 했다.

우리 첫 시조들의 가정은 장차 온 땅을 채우게 될 그들의 자녀들의 가정을 위한 하나의 모범이 될 것이었다. 하나님께서 손수 아름답게 장식하신 그 가정은 호화찬란한 궁전이 아니었다. 사람들은 저들의 교만심으로 장엄하고 값진 건물을 기뻐하며 저희 손으로 이룬 공사를 자랑한다. 그러나 하나님께서는 아담을 한

동산에 두셨다. 이것이 아담의 거할 집이었다. 푸른 하늘은 지붕이었고 아름다운 꽃들과 싱싱한 풀로 깔린 땅은 마루였고 아름다운 나무의 무성한 가지들은 차양이었다. 그 집의 벽에는 위대한 예술가이신 하나님의 작품인 가장 장엄한 장식들이 드리워졌었다. 거룩한 부부의 환경에는 모든 시대를 위한 교훈 즉 참된 행복은 교만과 사치와 방종에서가 아니라 하나님께서 창조하신 자연을 통하여 그분과 교통하는 데서 찾을 수 있다는 것이었다. 사람들이 인위적인 것들에 주의를 덜 기울이고 더욱 많은 단순성을 계발한다면 저들을 창조하신 하나님의 목적을 이루는 일에 있어서 훨씬 더 가까이 이를 것이다.(부조와 선지자, 49)

인간은 땅에 접촉된 상태로 살지 못하면 심리적 불안과 수면장애를 겪고 인체를 회복시킬 수 없다. 때문에 수면장애로 고통받는 현대인들이 아주 많다. 이들이 편히 잠들기 위해선 수면시간뿐만 아니라 수면환경 또한 매우 중요하다. 필자는 땅에 접하여 살 수 있는 환경을 만들기 위하여 볶은 곡식과 야외수면 생활을 실천하면서 15년 넘게 자연의 위력을 경험했다.

이스라엘 백성들은 40년 간 땅을 접하는 생활을 통해 그들의 건강을 회복시켰다. 그 결과에 대하여 성경에서는 "그들을 인도하여 은금을 가지고 나오게 하시니 그 지파 중에 약한 자가 하나도 없었도다[시105:37]"라고 기록한다. 그렇다면 예수님은 왜 그분의 공생에 내내 산에서 주무셨는가?

예수께서 이르시되 여우도 굴이 있고 공중의 새도 거처가 있으되 오직 인자는 머리 둘 곳이 없다 하시더라[마8:20] 예수께서 낮이면 성전에서 가르치시고 밤이면 나가 감람원이라 하는 산에서 쉬시니[눅21:37] 모든 백성이 그 말씀을 들으려고 이른 아침에 성전에 나아가더라[눅21:38] … 예수께서 나가사 습관을 좇아 감람산에 가시매 제자들도 좇았더니[눅22:39] 예수는 감람산으로 가시다[요8:1] 아침에 다시 성전으로 들어오시니 백성이 다 나아오는지라 앉으사 저희를 가르치시더니[요8:2]

땅이란 과연 무엇인가? 성경은 다음과 같이 기록한다.

땅이여, 땅이여, 땅이여, 여호와의 말을 들을지니라[렘22:29]
하늘이여 귀를 기울이라 내가 말하리라 땅은 내 입의 말을 들을지어다[신32:1]
만군의 여호와여 그 영광이 온 땅에 충만하도다[사6:3]

땅은 만물에게 생명을 주는 하나님의 통로다. 어머니의 자궁이 열 달에 걸쳐 하나의 생명을 탄생시키는 3D프린터라면 지구는 만물을 잉태하고 유지하는 거대한 생명탄생의 자궁이다. 우리는 예부터 어머니의 생각, 감정, 행동, 습관 모두가 아이에게 영향을 미친다는 사실을 알고 태교를 해왔다. 이것은 곧 파장이 유전자의 정보를 결정한다는 이론과 맞닿아 있다. 인간은 대지의 품안에서 땅이 주는 생명파장에 의하여 인격과 모양을 형성한다.

현대의학이 병을 완벽하게 고치지 못하는 이유는 인류를 땅과 접촉시키지 않고 치료하기 때문이다. 하지만 야외에서 수면을 취하는 어싱캠프에 참여했던 어떤 사람들은 단 하룻밤 만에 건강회복을 경험하기도 했다. 수면장애를 겪는 사람들에게는 수면제가 아닌 자연과의 접지가 필요하다. 잠으로 보내는 시간은 우리 인생의 삼분의 일을 차지한다. 잠을 자는 동안 인간은 상처받은 건강을 회복한다. 그만큼 '잘 자는 것'은 중요하다.

그동안 어싱접지을 실천하고자 야외생활을 하고 1박2일 건강캠프도 운영해왔지만 참가자들이 집에 돌아가서도 할 수 있는 방법을 제시하지는 못했다. 대부분의 도시인은 땅이 아닌 시멘트나 아스팔트를 주재료로 한 도로와 아파트에서 살고 있기 때문이다. 도시에서 신선한 물과 음식은 얼마든지 구하여 섭취할 수 있을지는 몰라도 맑은 공기와 땅의 에너지는 구하지 못한다. 고층 아파트에서도 땅을 접하고 잠자고 생활할 수 있는 어싱접지이 필요한 시점이다.

요즘 우울증과 불면증으로 고생하는 사람들이 늘고 있다. 어싱은 우울감이나 잡생각을 부르는 나쁜 파장을 상쇄하고 마음을 안정시켜주며 깊은 수면을 유도해 인체를 회복시킨다. 그들이 자연과 접하는 어싱과 볶은곡식 건강법을 통해 몸이 회복되고 감사의 전화를 할 때 나는 행복을 느낀다. 이렇게 단순하고 쉬운 어싱을 더 많은 사람들에게 알리고 싶다. 남편 없이는 아무데도 갈 수 없을 만큼 우울감과 불면증, 대인기피증에 오랫동안 시달렸던 한 자매님은 요새 남편 없이 홀로 밝은 모습으로 건강식당에 오신다. 행복해 보여서 너무 감사하다.

● EARTHING CAMP
제09편

위장에서의 공명

수면은 아무것도 하지 않는 것이 아니라
하나님의 형상을 회복하는 거룩한 예식이다.

    자연치유의 첫걸음은 저녁을 굶는 것이다. 그리고 그 상태로 단잠을 자는 것이다.
    위가 막히면 뇌도 막힌다. 위장에 음식이 산더미처럼 쌓인 채로 자는 것은 하나님의 생명에너지를 받지 못하는 실수를 범하는 것과 같다. 위장에 든 음식이 횡격막을 압박하여 호흡장애를 일으키고 체내의 활성산소를 최대로 증가시켜 하나님의 생명에너지가 작동하는 통로를 막아버리기 때문이다. 위장에는 우리 몸 전체를 주관하는 힘이 있다. 늦은 저녁식사는 어지러운 꿈에 시달리게 하고, 아침에 우울감을 느끼게 하며, 혀에 설태가 끼거나, 얼굴과 몸을 붓게 하고, 몸을 무력하게 한다. 결국 다음 날 몸 상태를 최악으로 만든다.

기타나 바이올린의 소리는 울림통, 즉 공명통에 의해 아름답게 퍼진다. 인체를 건강하게 만드는 공명통 역할은 위장이 하고 있다. 따라서 수면 중에는 위장이 비어있어야 생명파장이 위장에서 공명할 수 있다.

정신과 신체 사이에 존재하는 공명은 매우 크다.(구호봉사, 303)
두뇌와 신경은 위장에 공명한다.(9증언, 160)

공명통의 울림 없이는 악기가 아름다운 소리를 낼 수 없듯이, 인체에 들어온 생명형태장 파장은 비워진 위장에서의 공명을 통해 몸 전체에 전사된다. 성경에도 이와 관련된 기록이 많이 나온다. 에덴에서는 위장을 두고 그리스도와 사단 사이에 대쟁투가 일어난 적이 있었다. 아담과 하와의 첫 번째 죄도 선악과를 먹어서 생긴 것이었고 예수님의 첫 번째 시험도 식욕에 대한 문제였다. 다니엘은 식사 한 끼에 독숨을 걸었다. 늦은 저녁은 죽음으로 끝나는 병의 시작이기 때문이다. 심지어 이스라엘 백성들은 아이들이 식욕을 부절제하면 돌로 쳐 죽였다.(신 21:18-21)

늦은 밤에 아이에게 음식을 주는 것은 가장 잔인한 친절을 베푸는 것이다. 밤에 위장을 채운 음식의 양만큼 영혼의 호수는 말라버린다. 모든 병에 적용되는 가장 좋은 치료는 백 명의 의사를 찾기 전에 우선 저녁을 굶는 것이다.

이스라엘 백성들은 원래 저녁식사라는 개념이 없었다. 해가 지는 기준이 지금처럼 해가 서산에 넘어갈 때가 아니라 태양이 가장 높이 떴다가 기울어지기 시작하는 오후 1시나 1시 반이었기 때문에 그 시간에 마지막 식사를 했다. 히브리인들은 관습적으로 1일 2식을 하였다. 정오에서 멀지 않은 시간에 두 번째 식사를 마음껏 했다.(3BC,1165)

우리는 한순간도 인체가 스스로 작동한다는 착각에 빠져서는 안 된다. 인간은 스스로의 힘으로 몸을 회복시키거나 유지할 수 없다. 우리는 창조주로부터 생명을 받아야만 살 수 있고 그 생명에너지가 증폭되어 몸에 흡수되어야만 인체를 회복시킬 수 있다. 우리의 생명은 자연히 얻어지는 것이 아니라 하나님으로부터 받은 것이며● 그분은 살아있는 기계를 계속 움직이는 주체이시다.● 또한 하나님은 회복자이시다.(치료봉사, 113) 하나님의 생명에너지 파장은 날마다 카세트테이프처럼 혈액 속에 차곡차곡 기록되어 인체를 회복시킨다. 그래서 성경은 육체의 생명은 피血에 있다고 선언한다.

금식만으로 병을 고쳤다는 사례를 종종 볼 수 있다. 금식으로 병이 나았다는 의미는 위장에서 하나님의 파동이 인간의 몸과 줄탁동시●하여 공명이 일어날 수 있는 기회를 주었다는 의미이다. 공명은 전선 없이 전기를 전달하는 것과 같은 원리로 하나님의 생명력을 인체에 옮겨주는 역할을 한다.

- 엘렌 G. 화잇,《좋은 음식, 올바른 식사》, 전정권 역, 시조사, 2007, 75번.
- 상동 책 116번.
- 줄탁동시(啐啄同時) : 병아리가 깰 때 안에서 껍질을 쪼는 것을 啐, 어미닭이 밖에서 그 알을 쪼는 것을 啄이라 한다. 사제(師弟) 간의 인연이 어느 기회를 맞아 더욱 두터워짐의 비유로 쓰인다.

위장에서 일어나는 공명은 생명의 주인과 교감하게 한다. 전자레인지가 물을 진동시키듯, 특정부위에 열을 올려 에너지를 증폭시키고 질병을 치료한다. 박쥐가 초음파를 발산하여 주변을 감지하듯, 온몸의 상태를 감지한다. 브라질에 있는 나비의 날갯짓이 텍사스에 토네이도를 일으키듯, 인체에 엄청난 생명에너지를 증폭시킨다. 목소리로 유리잔을 깨듯, 비정상적인 조직을 소멸시킨다. 은과 놋의 파장이 세균을 죽이듯, 온몸의 병균을 사멸시킨다. 현수교가 무너지듯, 비정상적 유전자를 파괴하고 새롭게 한다. 위장의 공명은 하나님의 생명형태장 에너지로 유전자의 프로그램 자체를 바꾸어버린다. 또한 하나님의 품성의 형태장을 방사시켜 인간을 그리스도의 품성으로 변화시킨다. 위장에서 일어나는 창조주와의 공명이 만드는 가장 놀라운 변화는 생각과 마음이 자연법칙과 조화를 이루게 된다는 것이다.

이러한 삶을 통해 하나님의 생명이 우리 안에 역사함을 경험으로 알게 된다. 수면은 아무것도 하지 않는 것이 아니라 하나님의 형상을 회복하는 거룩한 예식이다. 인체가 재창조되는 수면 시간을 위해 위장을 미리 비워 놓는 것이 건강회복의 첫걸음이다.

일찍 자십시오, 기쁨으로 잠이 깹니다. 늦게 자면 우리 정신을 괴롭힙니다.
일찍 자십시오, 활력 있게 일할 준비가 됩니다. 늦게 자면 온종일 우울합니다.
일찍 자십시오, 아프거나 병이 절대 안 옵니다. 늦게 자면 병원에 가야하고 약을 먹게 됩니다.

인간은 음식을 먹음으로써 생명을 유지하고 수면을 취함으로써 원기를 회복한다. 자연은 법칙이 범해지지 않는 한 이러한 행위를 통해서 그 힘과 활력을 회복하게 할 것이다. 땅은 단순한 흙이 아니다. 하늘과 공명으로 연결된 생명의 모태母胎이다. 인간이 땅을 통해 생명을 얻는 것은 법칙으로 정해져 있다. 이것이 바로 자연의 법칙이다.

위는 허실●의 진원지이자 기氣의 발생지이다. 그래서 한의학에서는 설진이나 맥진을 할 때 위기胃氣의 존망을 살핀다. 혀의 표면에는 이끼 모양을 한 설태가 자리 잡고 있는데, 이 설태는 위에서 생산된 일종의 기氣가 신장 경락의 지원으로 위경락을 타고 올라와 형성된다. 따라서 이 설태를 잘 관찰하면 위와 신장의 건강 상태를 읽을 수 있다. 위는 후천적 곡기穀氣의 조달자이고, 신장은 선천적 원기原氣의 공급자이다. 설태의 유무가 기의 성쇠 즉, 질병의 예후를 진단하는데 얼마나 중요한 포인트가 되는지 알 수 있다.

진맥할 때 감지되는 파동도 위기의 나타남이다. 따라서 위기가 있으면 살 것이고, 위기가 없으면 치료가 쉽지 않다고 보았던 것이다. 한의학에서 왜 위장이 진단의 중심이 되는가 하면, 한의학의 중심에 경락이론이 자리 잡고 있기 때문이다. 위장경락은 양경락에 속하는데, 양경락 가운데 인체의 전면에 나와 있는 경락은 위경락 뿐이다. 음경락은 몸의 앞면에, 양경락은 뒷면에 분포되어 있다. 뿐만 아니라, 위경락은 비경락, 폐경락, 신장경락, 충맥, 음교맥, 양교맥, 음유맥, 양유맥 등과 밀접한 관계를 맺고 있고, 또

● 한의학에서 허증(虛症)과 실증(實症)을 아울러 이르는 말.

소장경락, 대장경락, 심포경락, 삼초경락, 담경락, 방광경락, 심장경락과 독맥, 임맥 등과도 연결되어 있다. 산모의 젖샘乳腺에도 위경락이 지나고 있다. 위가 우리 몸에 영양을 공급하는 것처럼, 위경락은 거의 모든 경락에 기를 공급하는 젖줄과도 같은 역할을 하고 있다. 차고 비우는 가운데 우리 몸 안의 허실을 조절하고 맛을 기로 변화시켜 생명력을 창출하는 장기가 한의학적 위장이라면, 위장胃臟은 위장僞臟이 아니다.● 위장에 우리 몸 전체를 주관하는 힘이 있다는 것이다.

근간에 유방암과 갑상선암이 증가하고 있다. 위경락이 유방젖샘, 갑상선, 입, 눈으로 연결되어 있다는 것은 밤에 위가 음식으로 가득 차 위경락이 막히는 것과 관계가 크다. 아침에 일어나서 얼굴이 부어있다면 전날 밤에 먹은 음식의 영향으로 경락이 막힌 것이다. 이것은 신체가 보내는 강력한 메시지이다.

모든 질병의 90%는 늦은 저녁식사가 원인이기 때문에 심지어 늦은 저녁은 죽음으로 끝나는 질병의 시작이라고까지 한다. 한방의학의 근원지인 중국속담에 아침은 하늘의 식사요 점심은 인간의 식사요 저녁은 귀신의 몫이라고 하는 까닭의 이유를 알만하다. 소련 격언 중에 '아침은 잘 먹고 점심은 반만 먹고 저녁은 원수한테 주라'는 말이 있다. 늦은 저녁은 자신과 가족의 생명을 빼앗는 가장 잔인한 친절이다.

● 호주길따라 : www.hojugiltara.com

제10편

은과 건강

> 아담이 셋을 낳은 후 팔백 년을 지내며 자녀를 낳았으며 _창5:4
> 그가 구백삼십 세를 향수하고 죽었더라. _창5:5

    우리 공동체에는 죽을병으로 고통당하던 이들이 모여 살고 있다. 공동체 생활을 통해 건강을 회복한 이들이 많지만, 병이 나아도 무리하면 또 다시 이상이 올 수 있다는 것이 문제다. 이렇게 볶은곡식으로 위를 채우고 야외생활이라도 하지 않으면 죽을 판이다.

    어느 날 식당운영을 맡은 한 자매님이 넘어진 충격으로 혼절한 적이 있었다. 1년이 지났는데도 그 때 부러진 팔이 계속 아프다 하여 식당운영에 차질이 생겼다. 부러진 팔에 좋다는 것들은 다 했는데도 낫지 않았다. 원래 몸이 지닌 생명력이 약하니 낫는 데에도 한계가 있었다. "원장님 나는 왜 팔이 안 나을까요?"하고 묻는데 나 또한 대답할 말이 없어서 난감했다. 식당 일은 다른 이에게 맡기고 쉬게 해도 마찬가지였다. 꼭 내가 죄인 된 기분이다. 혹시나 하는 마음에 은목걸이가 있으면 팔에 한번 둘러보라고 권했다. 이튿날 하는 말이 "많이 좋아졌다" 한다. 3일째가 되니 팔이 안 아프다고 했다. '세상에, 이거였구나!' 하고 깨달음이 왔다. 치앙 칸젠이 밀에서 방사되는 미약한 전자파를 증폭시켜 옥수수에 전사했듯이, 땅의 에너지도 증폭되어 인체에 전사되어야만 생명력이 증진된다는 것을 알게 되었다. 그리고 땅의 생명에너지를 증폭시켜 인체를 회복시키는 매개체가 바로 은銀이었던 것이다. 자매님은 혹시나 싶어 은목걸이를 빼보았는데, 삼일이 지나니 팔이 다시 아파져 목걸이를 도로 찼다고 한다. 지금은 건강하게 식당을 잘 운영하고 계신다. 이를 계기로 선교회 가족들은 너 나 할 것 없이 은의 효용을 시험했고, 모두가 전보다 훨씬 몸을 건강한 상태로 유지할 수 있었다.

은은 매우 효과적인 살균제이자 강력한 에너지 증폭제이다. 특정 파장을 증폭하고 광선을 한 곳으로 모으는 역할도 한다. 구슬 모양의 실리카● 위에 은을 증착시켜 나노플라즈모닉 거울 구조를 만든 뒤 광선을 비추면 실리카와 실리카 사이로 빛이 모인다. 이 '핫 스팟'에서의 빛의 세기는 국부적으로 가장 강하게 나타난다. 실리카 기판 위에 은을 입힐 때, 은 원자를

● 실리카(silica) : 지각 중에 가장 많이 존재하는 성분이자, 대표적인 우리 형성 광물. 이산화규소, 규산 무수물이라고도 한다. 도자기의 주성분인 동시에 광섬유, 수정진동자(水晶振動子) 등 첨단기술의 기본이 되는 소재이다.

쏘는 방향과 기판 사이의 각도에 따라 증착되는 은의 구조가 달라진다. 나노플라즈모닉 거울 구조는 입사광 중에서 특정 파장의 빛을 증폭시키며, 증착되는 은의 구조가 다르면 증폭되는 파장도 달라진다.

바이오 및 뇌공학과 정기훈 교수팀은 입사광으로 쓰이는 488nm에 근접한 광선을 증폭하는 각도를 조사했다. 기판의 각도가 75°를 이루자 입사광과 가장 근접한(490nm) 파장의 빛을 증폭해, 강한 라만 분광 신호를 방출했다. 이러한 나노광학 원리를 이용해 입사하는 특정 파장을 증폭하고 빛을 한 곳으로 모았다.●

미 보스턴대 의과대학 제임스 콜린스James J. Collins 교수는 항생제를 은과 함께 투여하면 그 효과가 천 배로 증폭됨을 쥐 실험을 통해 입증하여 그 결과를 〈사이언스 중개의학〉●에 발표했다. 은이 에볼라 바이러스를 포함한

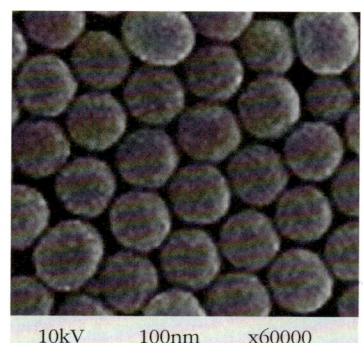

〈그림〉 은 증착된 실리카 기판의
전자현미경 단면도/정기훈 교수

● 손하늘, "퇴행성 신경질환 조기 진단할 길 열렸다", 카이스트신문, 2011. 3. 2.(345호)
● 〈Science Translational Medicine〉, 과학저널 〈Science〉의 자매지.

기타 박테리아, 바이러스, 진균류 등 유해한 단세포 동물 속의 산소 소화대사 작용을 하는 특수한 효소에 작용하여 그것들을 무력화시키거나, 질식 또는 아사餓死케 하는 촉매제Catalyst 역할을 한다는 것이다. 또한 은 이온 Ag^+은 대부분의 병균에 전기적 충격을 주어 원형질을 파괴시키거나 세포 분열을 하는 생식기관을 녹이기도 한다는 것이다. 일찍이 1970년대 말 인체의 전기를 연구하던 로버트 베커는 은 전극이 뼈의 성장을 촉진시키고 세포 재생을 돕는다는 사실을 발견했다. 현재까지의 실험 결과 은銀은 지상의 거의 모든 단세포 병균을 살균하는 것으로 확인되었다.

금 다음으로 전성과 연성이 큰 물질이 바로 은이다. 그래서 두께가 0.0015mm밖에 되지 않는 은박 종이도 만들 수 있고, 또 1g의 은을 가지고 길이가 1,800m나 되는 선을 만들 수도 있다. 열과 전기의 전도성은 금속들 가운데 은이 가장 크다. 은의 열전도도를 100으로 봤을 때, 구리의 열전도도는 73.6, 금은 53.2, 아연은 19.0, 주석은 14.5, 철은 11.6, 백금은 8.4, 납은 8.1, 비스무트는 1.8로 나타낼 수 있다. 은의 전기전도도 역시 구리보다 훨씬 더 크다.

은은 습하거나 건조한 산소와는 작용하지 않는다. 하지만 습기가 있는 오존에 의해 표면이 산화될 수 있으며, 상온에서는 황에 의해 변색된다. 나는 이러한 은의 효능들에 대해 알게 되면서, 은이 지구가 받아들인 하늘의 생명에너지를 증폭시키고 결국엔 인체의 생명력까지 증진시켜준다는 결론을 얻어낼 수 있었다.

노아의 홍수 이전과 이후의 세대는 수명에 있어 급격한 차이를 보인다. 930세를 산 아담과 969세를 산 무두셀라는 에덴동산을 떠난 이후에도 천수 가까이 살았다. 그것도 생로병사生老病死가 아니라 생로사生老死였다. 모두가 수명이 다하여 죽었다고 성경은 기록한다.

> 아담이 셋을 낳은 후 팔백 년을 지내며 자녀를 낳았으며[창5:4] 그가 구백삼십 세를 향수하고 죽었더라.[창5:5] … 무두셀라는 일백팔십칠 세에 라멕을 낳았고[창5:25] 라멕을 낳은 후 칠백팔십이 년을 지내며 자녀를 낳았으며[창5:26] 그는 구백육십구 세를 향수하고 죽었더라.[창5:27]

일찍이 빌헬름 라이히•가 밝힌 것처럼 물은 생명에너지를 받는 강력한 안테나이다. 실제 물이 흐르는 시내 옆에서는 부패된 냄새가 나지 않고 공기도 신선하다. 물에는 모든 생명에너지가 흐르고 있기 때문이다.

처음 지구가 창조되었을 때 지금의 오존층 위에 물 층이 있었고 그 물 층에 전사된 생명에너지는 지구에 전사되었다. 땅 위의 금은보석들은 하늘에서 내려오는 생명에너지를 증폭시켜 인간의 생명력을 증진시켰다. 오존층 위에 있던 물의 압력으로 대기압은 지금보다 두 배 정도 높았고, 고대 호박화석의 공기량을 측량한 결과에 따르면 대기 중의 산소함량은 38%였

● 빌헬름 라이히(Wilhelm Reich) : 오스트리아 출신의 정신의학자. 첫 번째 저서 《충동적 성격》으로 프로이트와 동료들에게 상당한 인정을 받으면서 촉망받는 정신분석가로 떠올랐다.

다. 산소함량이 38%라 함은 천 리 가까운 거리를 단숨에 달려갈 활력이라고 한다. 하지만 노아의 홍수로 인해 물 층이 사라지고 산소함량이 21%대로 떨어졌다. 땅 위의 금은보석 즉 에너지 증폭제가 땅속에 묻혀버렸다. 이에 따라 인간의 수명은 급속히 줄어들었고 질병이 만연하게 되었다. 종내에는 자식이 부모보다 먼저 죽는 일이 발생하였는데 이 놀라운 사실을 성경은 이렇게 기록한다.

> 데라의 후예는 이러하니라 데라는 아브람과 나홀과 하란을 낳았고 하란은 롯을 낳았으며[창11:27] 하란은 그 아비 데라보다 먼저 본토 갈대아 우르에서 죽었더라 [창11:28]

오늘날에는 자식이 병으로 부모보다 먼저 죽는 사례가 흔하지만 고대에는 생각조차 할 수 없었다. 노아의 홍수 전에는 금은보석들이 풍부했고 당시 인류는 초기 활력의 대부분을 가지고 있었다. 아담이 생명을 연장시키는 나무에 접근할 수 있던 때로부터 고작 수 세대가 지났을 뿐이어서 사람의 수명을 백 년 단위로 헤아리던 시대였다.(부조와 선지자, 90) 성 안에서 우리는 생명나무와 하나님의 보좌를 보았다. 보좌에서부터 맑은 강물이 흘러나왔으며, 강의 좌우편에 생명나무가 있었다. 나무의 한 줄기는 강 이편에 있었고 한 줄기는 강 저편에 있었는데, 둘 다 투명한 순금으로 되어 있었다. 처음에 나는 두 나무를 본 줄로 생각했다. 그러나 내가 다시 보았을 때, 그것들은 위가 연결된 한 나무임을 깨달았다. 그럼으로 그것은 생명강 좌우에 있는 생명나무였다. 그 가지들은 우리가 서 있는 곳에까지 늘어져 있었다. 그 열매는 빛나는 것이었고, 금과 은이 섞여 있는 것 같았다.(1교회증언, 61). 생명나무의 열매는 금과 은의 사과같이 보였으며 생명을 영속시키는 능력을 가지고 있었다.(부조와 선지자, 47)

 죄의 역사가 끝나고 이 땅이 새롭게 된 후에도 하나님의 생명을 증폭시켜 인간에게 전달하는 것은 보석이었다. 지금은 의미가 많이 희석되었지만 보석은 여전히 생명과 연관되어 있다. 새 하늘 새 예루살렘에 대하여 요한은 다음과 같이 계시한다.

> 그 성곽은 벽옥으로 쌓였고 그 성은 정금인데 맑은 유리 같더라[계21:18] 그 성의 성곽의 기초석은 각색 보석으로 꾸몄는데 첫째 기초석은 벽옥이요 둘째는 남보석이요 셋째는 옥수요 넷째는 녹보석이요[계21:19] 다섯째는 홍마노요 여섯째는 홍보석이요 일곱째는 황옥이요 여덟째는 녹옥이요 아홉째는 담황옥이요 열째는 비취옥이요 열한째는 청옥이요 열두째는 자정이라[계21:20] 그 열두 문은 열두 진주니 문마다 한 진주요 성의 길은 맑은 유리 같은 정금이더라[계21:21]

 새 하늘에는 식탁도 은으로 되어있다. 잠시 후 우리는 그분의 사랑스러운 음성을 들었다. "오라 내 백성아, 너희는 큰 환난에서 나왔고 나의 뜻을 행하였으며 나를 위하여 고통을 당했다. 이제 내 만찬에 참여하라, 내가 허리에 띠를 띠고 너희 시중을 들리라." 우리는 "할렐루야! 영화롭도다!" 하고 외치면서 성 안으로 들어섰다. 거기서 나는 순은純銀으로 된 식탁을 보았는데 그 식탁의 길이가 여러 마일이 되었으나 우리의 눈은 그 식탁 위를 다 볼 수 있었다. 나는 그 식탁에 차려진 생명나무의 열매와 만나, 살구, 무화과, 석류, 포도 외에 많은 다른 종류의 과일을 보았다.(초기문집,19)

> 경우에 합당한 말은 아로새긴 은쟁반에 금사과니라[잠25:11]

은은 생명의 기초이다. 하나님께서 그렇게 정하셨다. 은이 하나님의 생명에너지를 증폭시켜 인간의 생명을 증진시키는 매체가 됨을 성경의 역사를 통해 알게 한다. 지금 우리는 모두가 다 아는 비밀을 실천하며 건강의 기쁨을 즐긴다. 남녀노소를 불문하고 모두가 은으로 만든 목걸이, 반지, 팔찌, 발찌를 찬다. 은사패드 위에 놋판을 깔고 자기도 한다. 몸이라는 경험의 책을 통해 그 효력을 깨달았기 때문이다. 어싱의 가장 큰 핵심은 은이라는 증폭제 없이는 어싱의 효과를 제대로 경험할 수 없다는 것에 있다.

※ EARTHING CAMP
제11편

소용돌이장場

> 내가 주께 감사하옴은 나를 지으심이 신묘막측하심이라
> 주의 행사가 기이함을 내 영혼이 잘 아나이다. _시139:14

    자연계에는 중력, 전자기력, 약력, 강력 외에 소용돌이장이라는 제 5의 힘이 있다. 많은 학자들이 논문과 실험결과를 통해 소용돌이장의 영향력은 원자 수준에서만 작용하는 것이 아니라 중력이나 전자기장처럼 원거리에서 영향을 미칠 만큼 거시적이며 강력하다는 것을 입증했다.

    1986년에 소용돌이장을 이용한 최초의 통신이 성공했다. 소용돌이장 신호는 거리에 따라 감쇠하거나 주변의 매질에 흡수되지 않으므로 매우 약한 전력으로도 송수신이 가능하다. 따라서 대형 송신 장비나 중계위성 없이도 대륙 간 통신이 가능하다. 특히 매질매개물에 흡수되지 않는 특성 때문에 전자파를 이용하는 방식으로는 불가능했던 지하 통신 및 수중 통신

을 가능하게 한다. 소용돌이장의 진행속도는 빛보다 빨라 새로운 우주통신수단의 강력한 후보로 떠올랐다. 이 특수한 전자장은 우리가 평소 통신에 사용하는 전파와는 전혀 다른 파장대의 에너지장이다.

모든 물질은 소립자로 구성되어 있고 소립자는 모두 자기 고유의 스핀을 가지고 있다. 양자역학에서의 스핀은 지구가 자전하듯이 소립자가 자전하는 것을 말하는데 이 자전에 의해 자기장이 생기게 된다. 그런데 이 자전하는 자기장이 소립자가 아닌 공간 속으로 발사되는 경우가 있는데, 이를 토션필드Torsion field 또는 스핀필드Spin field라고 부른다. 미국에서는 자유에너지Free energy라고도 한다.

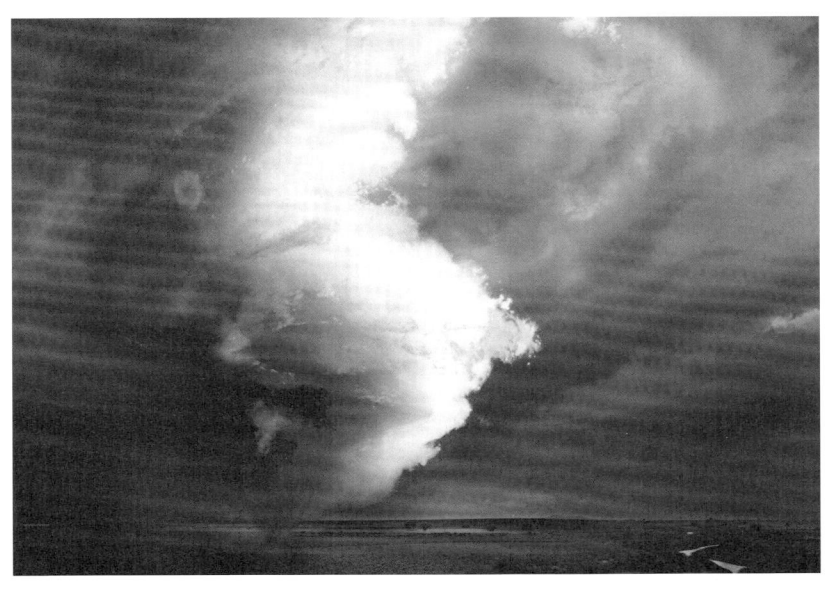

이것은 휴대폰이나 라디오 등에서 사용하는 전파와는 다른 것이고 지금까지 어떠한 장비로도 계측할 수 없었던 파장대의 에너지이다. 초심리학에서 말하는 텔레파시나 염력과도 관련이 있다. 일본 천문학자가 금속으로 차폐(遮蔽)된 감지기로 천체를 관측한 결과 그 감지기를 뚫고 들어오는 파장대가 존재한다는 것을 발견하였다. 더욱 놀라운 사실은, 일반 전자파로 관측되는 천체의 위치는 이미 오래전의 것인데 천체가 움직이는 속도를 계산하여 현재의 위치를 추정해 감지기 방향을 그쪽으로 향하면 더욱 강한 신호가 수신되었다는 점이다. 즉, 질량을 중력장이라고 해석한다면 회전하는 장(중력, 자기력 등)에서는 토션필드가 발생한다. 그리고 그 속력은 광속보다 최소 10억 배 빠르고, 투과력은 상상을 초월할 정도로 강하며, 그 힘은 전자기력보다는 약하나 중력보다는 아주 강하다.

별이라는 것은 보통 어떤 축을 중심으로 자전을 하는데 별의 질량은 어마어마하게 크기 때문에 그만큼 강력한 회전에너지를 지니고 있다. 이를 계산해보니 이 신호의 속력은 광속의 10억 배라는 값이 나온다. 광속의 10억 배, 즉 1초에 30광년이라는 속도는 우주 반지름을 15시간 만에 주파할 수 있는 속도이다.

지구와 온 우주는 회전하는 토션필드를 통해 시공간을 초월하여 교감한다. 지구의 반지름이 약 6,400km라면 지구 둘레는 약 4만km이다. 지구의 자전 속도는 4만km/24h이고 태양과 지구 사이의 거리가 1억 5천만km라

● 차폐(遮蔽) : 일정한 공간이 외부의 전기, 자기 따위의 영향을 받지 않도록 함. 또는 그런 일.

면 지구공전궤도는 약 9.4×10^8km이다. 그러므로 지구의 공전속도는 9.4×10^8km/365x24h이다. 이야긴즉슨, 70억 명을 태운 지구는 시속 1,600km초속 463m의 속도로 회전하면서, 태양을 중심으로 시속 10만 8천 km초속 30km의 속도로 공전하고 있다는 것이다. 1초에 340미터의 속도로 움직이는 음속보다 빠르게 회전한다는 의미다.

지구의 자전은 엄청난 토션필드를 발생시킨다. 회전을 통해 발생된 토션필드장은 하나님의 보좌와 곧바로 연결해주는 공명 통신매체로 활용된다. 인간이 찾아낸 토션필드, 즉 소용돌이장을 통해 하나님과 모든 지구 생명체 간의 통신은 마주보고 있는 것처럼 아주 가까이 연결되어있음을 알게 한다. 성경은 회전하는 토션필드를 '회리바람'이라고 표기한다. 엘리야의 승천, 예수 그리스도의 승천과 재림 모두 토션필드인 회오리바람장을 통해 이루어진다.

여호와께서 회리바람으로 엘리야를 하늘에 올리고자 하실 때에 엘리야가 엘리사로 더불어 길갈에서 나가더니 … 두 사람이 행하며 말하더니 홀연히 불수레와 불말들이 두 사람을 격하고 엘리야가 회리바람을 타고 승천하더라[왕하2]
가로되 갈릴리 사람들아 어찌하여 서서 하늘을 쳐다보느냐 너희 가운데서 하늘로 올리우신 이 예수는 하늘로 가심을 본 그대로 오시리라 하였느니라[행1:11]
보라 여호와께서 불에 옹위되어 강림하시리니 그 수레들은 회리바람 같으리로다. 그가 혁혁한 위세로 노를 베푸시며 맹렬한 화염으로 견책하실 것이라[사66:15]

> 여호와께서 그 위에 나타나서 그 살을 번개같이 쏘아 내실 것이며 주 여호와께서 나팔을 불리시며 남방 회리바람을 타고 행하실 것이라[슥9:14]

하나님께서는 우리가 식별할 수 없는 통로를 통하여 당신의 지배 아래 있는 모든 세계와 더불어 적극적인 교통을 하고 계신다(DA, 356)했고, 법칙들과 자원資源들을 통하여 인간의 영적인 생활과 교류할 하늘의 대화 창구를 정하셨는데 이는 바람의 과학과 작용처럼 신비롭게 활동한다(요 3:7, 8. 그리스도인 마음과 품성과 인격, 14)고 했다. 성경과 과학은 같은 저자에게서 나온 것이므로 그 둘을 올바르게 이해하면 그것들이 서로 조화를 이루고 있음을 증명해 줄 것이다.(가정과 건강, 346)

하나님과 인간은 이 소용돌이장을 통하여 교통한다. 그렇지 않다면 우리의 기도가 하나님의 보좌에 전달되지도 않을 것이며 죽은 후에도 응답을 받을 수 없을 것이다. 회오리바람장은 횡파나 종파로 이루어진 것이 아니라 회전하는 모든 물질에서 방사되는 파장이다. 하나님 보좌에서 지구에 이르러오는 생명형태장 파장은 은을 통해 증폭되어 인간생명의 최소단위인 원자의 스핀에 파장과 능력을 전사한다.

다시 한 번 말하지만 인간은 스스로의 힘으로 존재하는 것이 아니다. 하나님께서 한순간만 눈을 떼도 모든 생명은 끝이다. 인류 역사에서 가장 큰 발견중의 하나는 소용돌이장의 발견이다. 이로써 성경은 신화가 아니라 과학임이 밝혀졌다. 회오리바람장의 공명을 통해 하늘의 능력이 지구에 충전되고 인간을 비롯한 만물은 그 생명파장의 능력으로 존재하게 된다는 사실 말이다. 인체의 형태가 시간이 흘러도 그대로 유지되고 눈과 코와 입, 손과 발이 제 위치에서 제 기능을 하는 것은 생명형태장 에너지가 잡아주고 있기 때문이다. 하나님은 인간을 창조하셨을 뿐만 아니라 그 형상을 유지할 수 있도록 형태 에너지장으로 감싸주기까지 하신다.

> 하나님이 자기 형상 곧 하나님의 형상대로 사람을 창조하시되 남자와 여자를 창조하시고 [창1:27]

지구 표면으로부터 55km 상공에 충만한 이 에너지장은 은이라는 매체를 통해 인체에 증폭되어 충전된다. 우리가 은을 차고 은사패드를 사용하는 이유이다. 이를 통해 생명과까지는 아니더라도 그 생명과의 본질인 은을 통해 하나님의 생명력을 인간에게 충만케 하여 육체적·정신적·도덕적 회복을 이루는 토대가 되게 하시기 위함이다.

이 시대에는 은이 매우 풍부하며 값이 싸고 어떤 건강법보다도 효과가 좋다. 은의 효능은 이미 과학적으로도 밝혀졌다. 그동안 은이 장신구나 사치품 또는 자기 과시의 수단 등으로만 여겨졌다면, 이제 그 틀을 넘어 하나님이 지구 역사의 마지막에 우리에게 계시한 생명의 빛이 되었다. 어싱에서 은은 하나님의 생명을 받는 매체, 신성과 인성을 연결지어주는 매체로 사용하게 정하셨다.

인체 자체는 창조주의 특허품으로, 그 생명의 신비는 인간에게 철저히 감추어져 있다. 인간은 영원히 생명의 신비를 밝히지 못한다. 그것을 밝힌다면 인간은 창조적인 면에서 신이 되기 때문이다. 우리는 하나님이 계시를 통해 주신 빛을 믿고 순종함으로 생명의 축복을 경험하면 되는 것이다.

> 내가 주께 감사하옴은 나를 지으심이 신묘막측하심이라 주의 행사가 기이함을 내 영혼이 잘 아나이다[시139:14]

EARTHING CAMP
제12편

광야생활과 건강

하나님이 가라사대 이리로 가까이 하지 말라
너의 선 곳은 거룩한 땅이니 네 발에서 신을 벗으라. _출3:5

애굽에서 400여 년 간 종살이를 했던 이스라엘 백성들의 상태는 어떠했을까? 그 모습을 살펴보자.

여호와께서 여러분에게 저주를 내리시면 여러분이 무슨 일에 손을 대든지 혼란과 두려움만을 당하여 곧 망하게 될 것입니다. 여호와를 버리고 악한 짓을 저지르면 곧 멸망할 것입니다. 여호와께서 여러분에게 전염병을 일으켜 여러분이 이제 들어가 차지할 땅에서 한 사람도 살아남지 못하게 하실 것입니다. 여호와께서 폐병과 염증과 열병과 전염병을 일으켜 여러분을 직접 쳐 죽이고 가뭄과 열풍과 해충으로 여러분의 농작물을 망쳐 놓아 마침내 여러분을 전멸시켜 버리실 것입니다. … 여호와께서 애굽 사람들을 칠 때에 내려졌던 악성 종기를 여러분에게 내리고 또 아무도 고칠 수 없는 종양과 괴혈병과 옴으로 여러분을 치실 것입니다. 여호와께서 여러분을 미치고 눈이 멀고 정신이 혼란을 일으키도록 치실 것이니 여러분이 대낮에도 소경처럼 더듬거릴 것입니다. 그래서 여러분에게는 무슨 일 하나 잘되는 것이 없고 오직 짓눌리고 빼앗기게만 될 것입니다. 그래도 여러분을 도와줄 사람이 하나도 없을 것입니다. … 여러분이 애굽에서 보고 두려워하던 그 질병들을 여호와께서 다시 여러분에게 쏟아놓아 여러분의 몸에 달라붙게 하실 것입니다. [현대어 성경 신28]

위의 구절에 나오는 질병들은 모두 이스라엘인들이 애굽에서 겪었던 것들이다. 오늘날 우리의 모습과 같다. 출애굽할 때 하나님께서는 이스라엘 백성들에게 금과 은을 가지고 나오게 하셨다. 그리고 40년의 광야생활이 끝나갈 때 쯤 다음과 같은 기록을 남겼다.

그들을 인도하여 은금을 가지고 나오게 하시니 그 지파 중에 약한 자가 하나도 없었도다 [시105:37]

200만 명 가까운 인구가 출애굽하여 40년이 지났을 때에 일어났던 놀라운 역사적 기록이다.

엘렌 G. 화잇은 《좋은 음식 올바른 식사》에서 "건강 개혁의 원칙은 하나님의 말씀에서 발견된다."고 했으며 《부조와 선지자》에서는 "이스라엘 백성이 겪은 광야생활의 역사는 세상 끝 날에 사는 영적 이스라엘의 유익을 위하여 기록하였다"고 했다. 돌이켜보면 나의 건강생활은 이 부분에 등장하는 광야생활에 초점을 맞춘 것이었다.

출애굽 후 이들은 아침, 점심 두 끼 식사를 만나(볶은곡식)로 해결했고 맨발로 걸어 다녔으며 저녁은 굶었다. 채소와 과일 없이는 육식을 하지 않았다. 천막에서 잠을 자는 단순한 삶이었다. 이스라엘 백성이 먹은 만나에 대하여 화잇은 "하나님께서 광야의 백성들에게 주셨던 만나에는 체력, 지력, 도덕력을 증진시키는 성분이 포함되어 있었다."고 전한다.

우리가 애굽에 있을 때에는 값없이 생선과 외와 수박과 부추와 파와 마늘들을 먹은 것이 생각나거늘[민11:5] 이제는 우리 정력이 쇠약하되 이 만나 외에는 보이는 것이 아무것도 없도다 하니[민11:6]
사십 년 동안을 들에서 기르시되 결핍함이 없게 하시므로 그 옷이 해어지지 아니하였고 발이 부르트지 아니하였사오며[느9:21]

하나님께서 모세와 여호수아를 부르실 때에 그들의 발에서 신을 벗기셨다. 인간은 땅을 통해 하나님의 생명을 받기 때문이다. 단순히 맨발로 다녀야 건강하다는 것이 아니라 하나님의 생명 기운을 받는 통로가 발이라는 것이다. 오늘날은 모두가 신발을 신으며 땅과 단절된 채 살고 있다.

너의 선 곳은 거룩한 땅이니 네 발에서 신을 벗으라[출3:5]

여호와의 군대장관이 여호수아에게 이르되 네 발에서 신을 벗으라 네가 선 곳은 거룩하니라 여호수아가 그대로 행하니라[수5:15]

이렇듯 이스라엘의 40년 광야생활 역사는 우리시대의 건강과 생명 그리고 하나님과 올바른 관계를 맺게 하는 중요한 메시지를 전하고 있다.

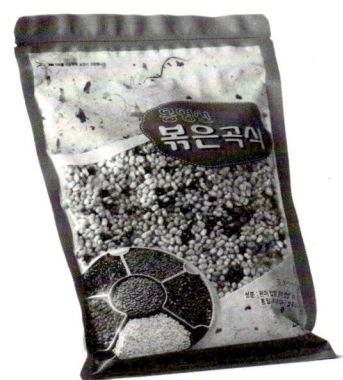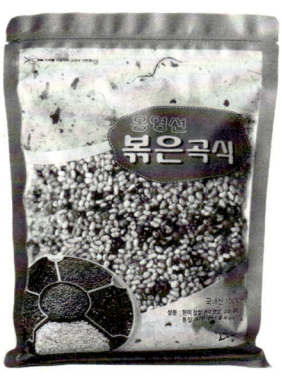

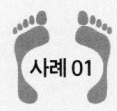

사례 01

놀라운 옥외 캠프장, 건강을 경험하다.

볶은곡식 캠프장에 참석하게 해주신 하나님께 감사드린다. 지금까지 체험하지 못한 건강원리를 이해하는 것은 어디에서도 체험할 수 없는 냉수마찰이었다. 그리고 옥외 캠프장에서의 깊은 숙면 덕분에 올 때 무거웠던 몸과 항상 혼란했던 머리가 완치되었음을 알고 스스로 놀라움을 금치 못했다.

병들어 고통받고 있는 인류를 위해 온 열정을 다해 헌신하고 있는 원장님께 진심으로 감사드리고 스탭 선생님들께도 감사드린다. 온갖 치료와 건강식품, 갖은 양약과 한약으로도 치료하지 못했던 암보다 더 무서운 정신질환, 위장병, 악성 눈 피로, 고지혈증 등. 이것들 때문에 40년간 정신신경과 약을 먹고 고지혈증 단위가 높은 약을 15년 먹다보니 피부색이 누레지고 만성 피로에 시달렸다. 그러던 중 우연히 유튜브를 통해 홍영선 볶은곡식 강의를 듣고 그날로 볶은곡식 건강법을 실행하며 저녁을 굶고 냉수마찰을 했다.

당장에 눈 피로가 줄어들고 피부색이 달라지며 차가웠던 발이 따뜻해지기 시작했다. 놀라운 효과를 체험하자 구체적으로 더 알고 싶어졌고, 며칠 후, 휴일에 체험을 통하면 더 확실하게 모든 것을 알 수 있겠다 싶어 남편과 볶은곡식 캠프에 참석했다. '오기를 잘했구나!' 감탄하고 또 감탄했다. 참석한 60기 동료들과도 건강에 관한 상식을 공유할 수 있었다. 특히 저염식이 몸을 망가뜨림을 알았고, 천일염이 충분히 공급되게 음식을 먹는 것이 중요함을 알게 되었다.

"하나님, 이 땅에 홍영선 원장님 보내주셔서 정말 감사드립니다." 원장님이 연구하고 체험한 모든 것을 그대로 실행하면 정말 완전히 건강을 찾을 수 있다. 반 건강상태로 사는 모든 분께 전하고 싶다. 건강도 잃어버리고 희망도 없는 모든 이에게 등불이 될 수 있기를 소망한다.

임정옥 (60기 캠프)

볶은곡식 건강법으로 저녁 굶는 것을 체험한지 불과 27일 만에, 제 몸에 수많은 기적이 일어났습니다.

소화불량 호전, 변비 해소, 피부 광택 및 윤기, 검버섯 약화, 탈모 완화, 무릎, 손, 발 시린 것 호전. 이밖에도 크고 작은 병들이 호전되었고 계속 좋아지고 있습니다.

무엇을 해도 차도가 없어 날마다 먹지도 못하고 우울증과 무기력에 시달렸는데 볶은곡식 건강법으로 인생의 희망과 즐거움과 용기를 얻게 되었습니다. 이번 캠프를 통해서 원장님의 강의를 직접 들을 수 있어 너무 좋았고, 선녀탕에서 야외목욕을 하며 같은 아픔을 겪고 있는 사람들과 만날 수 있어 참 좋았습니다. 가르쳐주신 대로 열심히 실행해서 나날이 몸과 마음을 건강하게 하고 힘과 활력을 얻어 저도 많은 사람들을 위해서 일하겠습니다.

2박 3일 동안 케어해 준 이예진 매니저님께 감사드리고, 맛있는 식사 제공해주시고 용기 주시고 지켜봐 준 모든 분들에게 감사드립니다.

정금희 (60기 캠프)

EARTHING CAMP
제13편

몸의 설계도, 성소

> 너는 산에서 보인 식양대로
> 성막을 세울지니라. _출26:30

모세가 하나님으로부터 계시 받아 만든 성소는 인류의 건강회복을 위해 기록된 하나의 설계도이다. 우리는 이 성소를 통해 지구 역사의 마지막 때에 하나님의 백성들이 어떻게 함으로 건강한 생명을 유지할 수 있는지 알 수 있다. "성소에서 나온 빛은 과거, 현재, 미래를 환하게 비추어 주었다."(대쟁투, 423) 우리 몸은 하나님의 성령이 거하시는 또 하나의 성소인 것이다.

너희가 하나님의 성전인 것과 하나님의 성령이 너희 안에 거하시는 것을 알지 못하느뇨[고전3:16] 누구든지 하나님의 성전을 더럽히면 하나님이 그 사람을 멸하시리라 하나님의 성전은 거룩하니 너희도 그러하니라[고전3:17]

모세가 계시 받은 성소에는 우리 몸의 성전 건축을 어떻게 해야 하는지 담겨 있다. "견고한 기초가 놓여있기는 하나 우리들에게 필요한 것은 건설하는 방법을 아는 지혜이다. 모세가 광야에서 성막을 지으려고 할 때에 다음과 같은 경고를 받았다. 삼가 모든 것을 산에서 네게 보이던 본을 좇아 지으라."라고 하였고, 엘렌 G. 화잇은《부모와 교사와 학생에게 보내는 권면》에서 "하나님께서는 우리들을 위하여 당신의 율법 가운데 한 모형을 주셨다. 우리들의 품성 건설에 대해서도 '산에서 네게 보이던 본을 좇아야 한다.'고 말씀하셨다. 우리는 이 세상 역사에서, 그리스도인 절제라는 주제에 비추이는 모든 귀중한 빛줄기들을 모으며 자신을 건강 법칙과 올바른 관계에 두라고 말씀하시는 하나님의 음성을 듣는다."고 전한다.(좋은 음식 올바른 식사, No.241)

나는 광야생활을 지향하며 생명의 원리를 찾아왔다. 저녁을 굶는 두 끼 식사, 생채소를 끊고 과일을 대폭 줄이는 것, 야외수면, 맨발생활 등. 그러면서도 끊임없이 한계를 만나왔다. 암환자들이 생명을 다할 때는 내 책임인 양 죽고 싶은 생각까지 들었다. 그럴 때마다 생기는 내면의 갈등은 생명을 회복하는 방법에 더욱 집착하도록 만들었다. 금처럼 값이 비싸지 않은 은의 효능은 나를 매료시켰다.

너는 성막을 위하여 널판을 만들되 남편을 위하여 널판 스물을 만들고[출26:18] 스무 널판 아래 은받침 마흔을 만들지니 이 널판 아래에도 그 두 촉을 위하여 두 받침을 만들고 저 널판 아래에도 그 두 촉을 위하여 두 받침을 만들지며[출26:19]

성막 다른 편 곧 그 북편을 위하여도 널판 스물로 하고[출26:20] 은받침 마흔을 이 널판 아래에도 두 받침, 저 널판 아래에도 두 받침으로 하며[출26:21] 성막 뒤 곧 그 서편을 위하여는 널판 여섯을 만들고[출26:22] 성막 뒤 두 모퉁이 편을 위하여는 널판 둘을 만들되[출26:23] 아래에서부터 위까지 각기 두 겹 두께로 하여 윗고리에 이르게 하고 두 모퉁이 편을 다 그리하며[출26:24] 그 여덟 널판에는 은받침이 열여섯이니 이 판 아래에도 두 받침이요 저 판 아래에도 두 받침이니라[출26:25] 너는 조각목으로 띠를 만들지니 성막 이편 널판을 위하여 다섯이요[출26:26] 성막 저편 널판을 위하여 다섯이요 성막 뒤 곧 서편 널판을 위하여 다섯이며[출26:27] 널판 가운데 있는 중간띠는 이 끝에서 저 끝에 미치게 하고[출26:28] 그 널판들을 금으로 싸고 그 널판들의 띠를 꿸 금고리를 만들고 그 띠를 금으로 싸라[출26:29] 너는 산에서 보인 식양대로 성막을 세울지니라.[출26:30]

지성소● 널판들은 지성소에 들어가는 출입문의 기둥과 마찬가지로 금으로 입힌 아카시아 나무로 만들어졌다. 지성소 널판의 높이는 10규빗5m, 폭은 1.5규빗70cm이었다. 북쪽과 남쪽에 각 20개, 서쪽 편에 6개가 있었고 서쪽 벽을 튼튼하게 받쳐주기 위해 2개의 널판이 추가로 붙여졌다. 널판들은 중앙을 통하여 지나가는 중간 지점에 5개의 각목에 의하여 함께 묶였다. 널판 하나에 두 개의 은판이 받쳐져 있다.

● 지성소(至聖所, Holy of holies) : 이스라엘인들의 예배장소였던 성막의 가장 안쪽에 있는 방이자 하나님의 영광을 나타내는 곳. 이 방에서 대제사장은 백성들을 대신하여 해마다 속죄의식을 치렀다.

다른 게 아니라 성소의 널판을 금으로 싸서 세울 때에 반드시 은 받침 위에 세웠다는 것을 말하고 싶다. 금 판자는 인성을 감싼 신성에 대한 표현이며 지성소를 이루는 한 사람을 나타낸다. 그런데 왜 그 바닥에 은판을 깔았을까?

한옥 집을 지을 때 반드시 주춧돌 위에 기둥을 세운다. 주춧돌이 없으면 집이 무너진다. 인체 또한 생명에너지를 증폭시키는 은 없이는 몸의 성소를 지탱할 수 없음을 의미한다. 나는 성소의 계시가 예사로운 것이 아님을 안다. 전파를 통해 들어오는 약한 파장이 볼륨을 통해 소리가 커지듯이, 땅에 전사된 하나님의 생명에너지를 증폭시켜 인체에 활력을 증가시키는 매체가 은임을 알게 되었다. 땅에 전사된 하나님의 생명에너지를 증폭시켜 인체에 전사시킨다면 놀라운 일이 벌어짐을 경험했기 때문이다.

신성이 내재된 인성의 삶을 통해 그리스도의 품성을 재현하려면 생명에너지 증폭제인 은銀 없이는 불가능하다. 생명에너지의 증폭을 통해 인간생명의 유전자 지도가 바뀌는 역사가 일어난다.

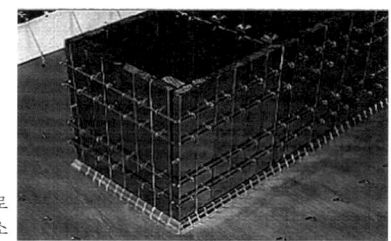

은판으로
접지된 성소

● EARTHING CAMP
제14편

음이온과 산화

　세상의 모든 물질은 원자로 구성되어 있다. 원자는 원자핵과 전자로 이루어져 있고, 원자핵 속에는 양성자와 중성자가 있다. 원자를 구성하고 있는 원자핵은 (+)전하를, 전자는 (-)전하를 띤다.

　인체는 60조개의 세포로 이루어져있고 세포 하나는 120조 개의 원자로 구성된다. 세포를 10억 배로 확대하면 원자는 테니스볼만한 크기가 되는 것이다. 원자핵은 원자의 1만분의 1 크기이다. 원자 하나가 100m 넓이의 축구장만하다면 양성자와 중성자로 구성된 원자핵은 콩알만 하다. 원자핵이 사과만 하다면 전자(-)는 10킬로 떨어져서 빛의 속도로 돌고 있다.

　원자핵(+)과 전자(-)의 균형은 생명 유지를 위한 필수 조건이다. 양전자를 띤 원자핵과 그 주위를 돌고 있는 (-)전자의 균형이 어느 쪽으로 치우치느냐에 따라서 양(+)이온, 음(-)이온이라고 부른다. 양성자의 수와 전자의 수를 비교하여 전하가 전체적으로 (+)전하를 띠는지, (-)전하를 띠는지에 따라 구분하는 것이다. 양성자의 수가 전자보다 많을 때 양이온이라 하고, 전자의 수가 양성자보다 많을 때 음이온이라 한다.

도시에는 (-)전자가 부족하므로 양이온으로 가득 차 있고, 반대로 숲속은 음이온의 비율이 상대적으로 높다. 몸에 좋은 음이온은 일반적으로 숯에 많다고 알려져 있다. 볶은곡식도 볶는 과정에서 탄소를 만들어내기 때문에 음이온이 많은 음식에 속한다. (-)전자가 많은 이온수, (-)전자를 방출하는 이불 등 많은 제품이 시중에 나와 있다. 맨발로 땅을 접하면 (-)전자가 몸에 들어와 활성산소를 중화시키고 만성염증이 치료되는 효과를 볼 수 있다.

공기에는 질소가 78%, 산소가 21% 포함되어있다. 도시보다 나무가 무성한 숲 속에 음이온이 더 많이 존재한다. 100여 년 전의 대기는 음이온의 우세로 이온의 균형이 맞추어져 있었다. 그러나 산업화와 도시화로 인한 거대도시의 출현으로 인해 엄청난 양의 자동차 매연과 생활 오염물질 및 산업 폐기물이 쏟아져, 대기 중 양이온이 넘쳐나고 있는 상황이다. 양이온이 증가하면 몸에 활성산소가 과잉 생성되어 체내 산화반응이 잦아지고 혈액이나 체액이 산성화되면서 면역력이 낮아진다. 양이온은 결국 체내에 독소가 쌓이게 해 여러 가지 병의 원인으로 작용하고 있다.

참고로 산화란 어떤 원자나 분자, 이온 따위가 전자를 잃거나, 원자의 산화수가 증가하는 것을 말하는데, 어떤 물질이 산소와 결합하거나 수소를 잃게 되는 현상들도 포함된다. 넓은 의미에서의 산화는 원자나 이온이 전자를 잃어서 양전하陽電荷를 증가시키는 변화이다.

건강한 삶을 위해서는 공기 $1cm^3$ 당 400~1,000개의 음이온이 존재해야 한다고 알려져 있지만 서울 도심에서 측정된 음이온은 거의 0에 가까웠다. 결국 도시 환경에 의해 발생한 양이온이 음이온과 중화되어 음이온이 거의 존재하지 않는 것이다. 그에 비해 오염물질이 거의 없는 숲 속이나 해변을 보면 양이온보다 음이온이 풍부해 상쾌한 기분을 느낄 수 있다.

음이온은 혈액 중의 전자 농도를 증가시킴으로써 체내 활성산소의 활동을 억제시키고 노화를 방지하는 항산화 작용을 한다. 또한 혈액의 pH 상승에 도움을 주며, 대뇌에 작용해 뇌 속의 세로토닌 농도를 조절하여 불안증이나 긴장감을 줄여준다. 그리고 스트레스 호르몬이 덜 분비되는 환경

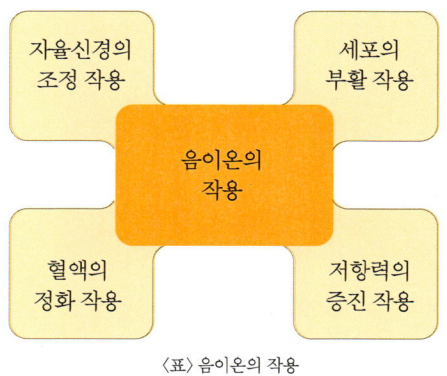

〈표〉 음이온의 작용

을 제공한다. 대기 중 음이온이 많아져서 인체에 위와 같은 영향을 주게 되면 결과적으로 혈액순환이나 물질대사가 더욱 활발하게 되고 면역력 증가로까지 이어질 수 있다.●

그래서 음이온을 통해 세포가 젊어지면 건강한 활력을 찾고, 병의 치료에 도움을 받을 수 있다. 음이온이 많은 숲 속이나 폭포 주변으로 가서 가족들과 함께 음이온 공기욕을 하는 것도 건강을 지키는 아주 좋은 방법이다.

● 과학교사모임,《과학 선생님도 궁금한 101가지 과학질문사전》, 북멘토, 2011

EARTHING CAMP
제15편

당뇨와 자가면역질환

소리 없는 살인자요 슬로우 암癌인 당뇨.
왜 약으로는 완치되지 않는가?

미국 애리조나 주 주도州都 피닉스에서 자동차로 40분 거리에 있는 솔트 강에는 '강 사람들'이라는 뜻을 가진 피마Pima 인디언 자치구역이 있다. 이들은 식량을 주州 정부에서 지원받아 먹고 자면서 주週 2시간 노동을 한다. 이곳에 3대 이상 정착한 주민들 중 성인의 51%는 당뇨병을 앓는다. 이 구역은 세계에서 유례없을 만큼 당뇨 유병률有病率이 높은 곳으로 당뇨병 관리 실패의 대표적인 사례로 꼽힌다. 그렇기 때문에 미국은 물론, 다른 나라에서도 이곳을 당뇨병 사례 연구 지역으로 여겨 찾는 이가 끊이지 않는다.

당뇨병 예방 책임자인 존 스통(여 45) 씨가 들려준 그의 가족사는 당뇨병이 얼마나 무서운 재앙을 초래하는지 보여주는 극명한 사례다. 그의 아버지는 지난 2001년 양쪽 발가락을 모두 자르는 고통을 겪었지만 끝내 숨졌고, 큰언니는 말기 신부전腎不全으로 투석 치료를 받다가 2004년에 사망했다. 어머니는 당뇨로 인슐린 주사를 맞고 있으며 여동생도 혈당이 높아 음식을 조절하고 있다. 모두가 당뇨 합병증이 빚은 비극이었다.●

　2030년에 한국인 당뇨병 환자는 723만 명에 이를 전망이다. 인터넷에서 췌장과 당뇨에 대한 자료는 쉽게 접할 수 있다. 문제는 한국의 인구 5,000만 명 중, 10% 이상이 당뇨를 앓고 있다는 것이다. 췌장에 문제가 생기면 당뇨에 걸릴 확률도 높다. 그런데 당뇨약은 있는데 완치되지는 않고 있다. 당뇨환자는 매년 50만 명씩 계속 늘어난다. 소리 없는 살인자요 슬로우 암癌인 당뇨. 대책은 없는가? 췌장의 기능도 밝혀졌고 약도 있는데 왜 치료는 되지 않는가?

　췌장의 기능은 소화효소를 분비하고 혈당을 조절하는 것이다. 혈액 속의 당을 조절하지 못하면 혈관이 막히고 염증이 생겨 심각한 합병증을 초래한다. 눈이 잘 안보이게 되고 말초혈관 장애로 다리를 잘라내기도 한다. 과식과 폭식, 특히 늦은 저녁식사는 수면 중에 회복시간을 가져야 하는 췌장에게 그럴 기회를 주지 않는다. 즉, 저녁 늦게 음식을 먹는 습관이 당뇨병의 첫 번째 원인이다. 자동차가 고장나거나 상태가 불량하면 정비공장에 가듯, 우리 몸도 충분한 수면을 취해야 건강을 회복한다. 밤늦게 자는 것과 늦은 저녁식사를 하는 것은 췌장을 지치게 하고 췌장의 회복을 막아

● 김동섭, "환자 400만 시대 '당뇨'와의 전쟁(上)", 조선일보, 2005. 6. 7.

서 당뇨를 고치는데 좋은 역할을 하지 못한다.

과거 한국에서는 당뇨병을 '부자병'이라 했고, 북한에서는 '간부병'이라 했다. 지금은 당뇨가 '국민병'이다. 이렇게 불리는 대표적인 이유는 자동차의 보급으로 사람들의 활동량이 줄었기 때문이다. 죽음을 부르는 늦은 저녁식사 문화가 일상화되었기 때문이다. 당뇨에 걸린 사람이 건강을 회복하기 위해서는 먼저 오후 2시 이후에는 모든 식사를 끊어야 한다. 그러나 저녁식사를 하지 않은 채로 당뇨약을 복용하면 저혈당으로 쓰러질 수 있으므로 주의해야 한다. 지금 당장 저녁을 굶는다고 해서 10년, 20년 당뇨에 시달린 사람이 약 없이 금방 치료가 되는 것은 아니다. 그러나 느린 회복과정 동안 스스로를 믿고 기다리면서 몸이 원하는 생활습관을 지속한다면 건강은 좋아진다.

늦은 저녁식사는 횡격막을 압박하여 호흡을 가빠지게 하고 산소공급을 저하시키는데, 이 때 만들어지는 인체 내의 활성산소가 췌장의 베타세포를 공격한다. 이로 인해 췌장에 만성염증이 생기고 인슐린 분비에 장애가 와 당뇨에 걸리는 것이다. 이처럼 당뇨는 췌장의 만성염증 질환으로부터 기인한다. 이 만성염증은 내 몸의 면역계가 내 몸 조직을 공격하는 일종의 자가면역질환이다. 지금부터 만성염증의 원인을 살펴보자.

인체의 갑상선은 자유라디칼free radical, 특히 활성산소인 과산화수소 H_2O_2의 생성이 가장 많은 기관이다. 과산화수소는 몸에 상처가 났을 때 바르는 거품 나는 소독약을 말한다. 갑상선에서 많은 양의 과산화수소가 만들어 진다는 사실은 이미 1971년도에 알려졌고, 백혈구가 과산화수소의 산화력을 이용하여 인체 내에 침입한 병원균을 제거하는 등, 생명체가 살아가는 데 중요한 기능을 가지고 있음도 알려졌다. 강한 산화력을 가진 과산화수소가 바로 백혈구의 무기인 것이다.

  활성산소인 과산화수소가 세균을 죽이는 것에 그치지 않고 자신의 세포를 공격하여 유전자에 변이를 초래하면 암이 생기기도 한다. 과산화수소는 쌍을 이루는 전자는 갖고 있지만, 조그만 자극에도 불안정한 전자(-)로 변하기 때문에 활성산소에 속한다고 볼 수 있다. 과산화수소는 물H_2O에 여분의 산소가 하나 더 붙어있는데, 이 여분의 산소가 세균의 산소와 반응하면 발생되는 거품이 세균을 사멸시킨다. 과산화수소가 몸속의 철Fe이나 동Cu 이온과 결합하면 일중항산소$1O_2$와 히드록실라디칼OH이라는 무서운 활성산소로 변하는 것이다. 그 중 히드록실라디칼은 수십억 분의 1초 내에 모든 생물 분자들과 반응하며 연쇄반응을 시작해 손상을 퍼뜨린다.

  놋그릇을 쓸 때 인체에 흡수된 구리 이온이 과산화수소와 결합하여 세균을 죽이고 인체를 정결하게 한다. 그러나 인체 내에는 세균, 바이러스, 곰팡이, 기생충 등 1천여 종이 1kg 이상 존재하고 있는데, 인체의 면역기능이 저하되면 언제고 신체를 공격할 수 있도록 태세를 갖추고 있다. 그래서 순간적으로 산소를 과다 발생시키는 과산화수소가 산소를 싫어하는 세균혐기성 세균들을 죽이는 데 더욱 효과적인 수단인 것이다. 한편 자유라디칼인 활성산소가 균을 박멸한 후 자유전자(-)와 결합하여 중화되지 않은 경우엔 자가면역질환 상태에 빠지게 된다.

볶은곡식 섭취와 맨발생활, 야외수면은 자유전자(-)와 항산화 물질을 충분히 공급하여 세포의 산화를 막아준다. 볶은곡식을 먹는 중에 상처가 생긴 곳은 소독이나 연고를 바르지 않아도 잘 낫는데, 이는 볶은곡식 속의 프로닐-라이신Pronyl-lysine이라는 강력한 항산화물질의 영향이 크다. 인체 내의 균을 죽이는 법뿐만 아니라 세포를 보호하는 대책도 필요하다.

사람이 몸의 활동에 필요한 에너지를 얻으려면, 음식물로 섭취한 탄수화물과 같은 화합물들이 호흡을 통해 들어오는 산소와 결합하는 대사작용이 일어나야 한다. 이상적인 대사란 에너지원과 산소가 균형을 이루는 것이다. 그런데 과도한 운동이나 폭음, 과식, 흡연, 스트레스, 특히 늦은 저녁 식사 등의 이유로 에너지원과 산소의 균형이 깨지면 대사과정에서 남거나 부족한 산소가 불안정한 상태로 바뀐다. 체내 산소 대사의 찌꺼기가 바로 유해산소 또는 라디칼이다. 정상적인 산소는 우리 몸속에 약 1백 초 이상 머무르는데 반해 유해산소는 1백만 분의 1초에서 10억분의 1초 동안 생겼다가 없어진다.

밖에서 들어오는 산소량의 부족을 느끼면 우리 몸속의 세포들이 직접 산소를 발생시키게 된다. 혈액이나 세포 속의 물을 이원화시켜 산소를 만들어 내는 것이다. 그러나 우리 몸이 직접 만드는 산소는 정상적인 형태의 원자구조를 갖지 못하고 있다. 산소는 O2, 즉 원자가 2개인 상태로 존재하는 것이 정상이지만 물을 이원화시켜 얻는 산소는 산소원자가 1개인 불완전한 원자구조를 갖고 있다. 이처럼 불완전한 원자구조를 가진 산소가 바로 활성산소다. 이 불완전한 구조의 산소들은 몸속의 다른 것들과 결합해 짝을 이루려는 특징을 보인다. 이 활성산소들이 세포 속의 (-)전자를 찾아 핵산과 결합하면 핵산이 산화돼 변질되거나 죽어버린다. 활성산소가 많이 발생할수록 세포의 변질과 파괴의 가능성이 상대적으로 높아진다.

자유라디칼은 면역반응에서 주요 역할을 한다. 그런데 소임을 다한 뒤에도 면역반응이 완전히 종료되지 않으면 문제가 생긴다. 적과 싸우던 군인이 자기 정부에 대항하는 반군이 되는 것과 같다. 자유라디칼이 건강한 조직까지 파괴하고 산화시키면 면역반응이 추가적으로 일어나게 되고, 더 많은 백혈구가 투입되며, 자연스럽게 자유라디칼도 더 많이 생긴다. 정상적인 염증에서 만성으로 걷잡을 수 없이 치닫는 까닭은 전자결핍, 즉 자유전자(-)의 부족으로 자유라디칼이 횡포를 부리기 때문이다. 자유라디칼이 건강한 주변 조직을 계속 공격하면서 세포내의 자유전자와 결합하고자 하기 때문이다.

스트레스 후에 몰려오는 음식에 대한 강렬한 욕구는 (-)전자를 좋아하는 강렬한 욕구를 가진 자유라디칼의 욕구가 식욕으로 나타나는 것이라 볼 수 있다. 저녁에 음식을 많이 먹고 싶을 때, 냉수욕을 통해 몸을 물에 접지시키고 음이온이 많은 밖에서 맨발로 걷고 나면 식욕이 사라진다. (-)전자가 많은 볶은곡식을 꾸준히 먹는 사람들에게서 식욕이 사라지는 것 또한 같은 맥락이라고 볼 수 있다.

쉼 없는 공격모드는 만성염증이라는 자가면역반응을 불러일으킨다. 쉼 없이 산소의 공격을 받은 철은 산화한다. 하지만 아궁이에서 불을 뗄 때 불에 닿는 솥 아래 부분은 절대로 산화하지 않는다. 산화는 만성염증과 같다. 솥 밑이 녹슬지 않는 이유는 솥에 달라붙은 검댕이 속에 자유전자(-)가 풍부하기 때문이다. 인체도 마찬가지로 백혈구가 과산화수소를 매개로 전자를 얻기 위해 끊임없이 공격할 때마다 필요한 자유전자들을 공급해주어 자유라디칼을 중화시킨다. 그 대표적인 물질이 검댕이 숯이라면 볶은곡식과 볶은곡식 떡은 자유전자(-)를 가득담은 탄소덩어리이다. 이러한 이유로 볶은곡식은 췌장의 만성염증으로 인해 회복되지 않는 당뇨에 올바른 음식이 된다.

　당뇨에서 가장 큰 문제는 피가 엉기면서 생기는 합병증이다. 혈구의 표면은 시알산sialic acid으로 이루어져 있으며 (-)전자를 가진다. 혈관벽도 (-)전자를 가진 시알산으로 코팅되어 있다. 시알산은 턱밑샘에서 나오는 뮤신mucin에 많이 함유되어 있다. 뮤신은 당단백질로, 점액에 점성을 주는 물질이다. 또한 (-)전자가 풍부한 볶은곡식을 (-)전자를 가진 시알산과 충분히 섞이도록 씹고 침과 함께 삼켰을 때, 적혈구와 혈관벽도 (-)전자를 띠게 만듦으로써 혈액이 엉기지 않고 잘 돌게 하는 역할을 한다. 반면 시알산이 벗겨진 적혈구는 철 분자를 가지므로 양이온 상태가 되어 피를 엉기게 한다.

　음식이 주는 유익은 먹은 음식의 양에 달려 있다기보다는 오히려 철저히 소화된 음식에 달려 있으며, 입맛의 만족은 삼킨 음식의 양에 있지 않고 음식이 입에 머무르는 시간의 길이에 달려 있다. 연한 음식이나 유동성流動

性 식물은 철저히 씹어야 하는 마른 음식보다 건강에 이롭지 못하다.●

　환경을 바꾸거나 생활습관에 변화를 주지 않는다면 당뇨병의 원인인 췌장의 만성염증을 피할 수 없을 것이고, 피마 인디언처럼 대한민국의 반이 당뇨환자가 될 것이다. 당뇨라는 자가면역질환은 늦은 저녁식사와 운동부족, 공기 중 음이온의 집합체인 (-)전자의 부족이 인체에 미친 결과라고 볼 수 있다. 땅과 접하여 생명형태장을 회복하고 (-)전자를 받아들이는 어싱接地이 당뇨 환자들에게 필요하다. 당뇨를 포함한 모든 자가면역질환 환자들 역시 동일한 방법을 통해 자연치유를 경험할 수 있다.

● 《좋은 음식 올바른 식사》, 107번, 314번

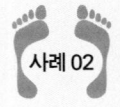

사례 02

좋아지고 있어요.

중년 아주머니(56세)로부터 전화가 걸려왔다. 자신에게 안면마비가 왔다고 한다. 침을 맞는 등 여러 방법을 취해도 낫지 않았었는데 볶은곡식을 2주일 간 먹었더니 그 어떤 것보다 효과가 좋고 많이 풀렸다는 것이다. 그런데 신기하게도 원래 차고 다니던 인슐린 펌프도 필요 없어졌다는 것이다. 안면마비는 당뇨합병증이었으며, 저녁을 끊으면서 혈당이 조절되었던 것이다. 나에게 전화를 한 이유는 완전한 회복을 위해 냉수욕을 해도 되느냐고 문의하기 위함이었다. 피부를 붉게 문질러 열을 내주고 반드시 공복에 냉수욕을 하라고 권하였다.
안면마비가 풀리고 혈당이 떨어진 이유는 무엇이었을까? 일단 저녁을 굶은 것이 유효한 것은 사실이지만, 그것보다 더 중요한 것은 볶은곡식 속의 탄소에서 방출되는 자유전자(-)가 몸에 충분히 공급되었고, 자유라디칼인 활성산소와의 결합으로 중화되어 활성산소가 더 이상 췌장을 공격하지 않게 됐다는 점이다. 소화기관에 들어간 볶은곡식은 건전지 속의 탄소막대처럼 (-)

전자를 지속적으로 공급하여 활성산소인 자유라디칼을 안정시킨다. 특히 볶은곡식에 들어있는 강력한 항산화 물질인 프로닐-라이신Pronyl-lysine의 세포보호기능 또한 탁월하다. 아주머니의 안면마비가 풀린 것도 자유전자(-)가 풍부하여 혈액이 잘 순환할 수 있었던 데에 이유가 있다.

자유전자(-)를 가진 음이온에 대하여는 〈야생의 충고〉●를 보면 자세히 나와 있다. 윤동혁 PD가 기획·연출한 〈야생의 충고-도시를 숨 쉬게 하라〉에 나오는 자궁경부암환자 이치코 다카라, 걸어 다니는 종합병원이었던 손재현 씨는 10여 년 전에 질병으로 고통당하던 사람들이다. 이들은 모두 현재 건강한 삶을 즐기고 있다. 손재현 씨는 하동에서 건강 강사로 일하고 있고, 이치코 씨는 일본 북해도에서 여전히 밖에서 잠자는 생활을 하며 건강한 생활을 유지한다. 이들의 건강 회복은 자연과의 접촉, 즉 모든 질병의 원인인 만성염증을 치유하기 위해 자유전자를 받아들이는 행위가 가장 큰 영향을 미쳤다고 본다. 해당 영상은 유튜브에서도 볼 수 있다.

이들은 모두 맨발과 볶은곡식과 야외수면을 통한 자연치유로 회복된 사례이다. 특히, 맨발은 발의 모세혈관을 자극하여 혈액

● KBS 1TV 수요기획 〈야생의 충고 - 도시를 숨 쉬게 하라〉, 2004. 1. 7.

순환을 증가시킬 뿐만 아니라 인체를 대지에 접지시켜 대지의 자유전자, (-)이온이 인체에 흘러 들어오게 한다. 이 과정을 거치면 인체 내의 면역기능이 정상화되고 전자의 흐름을 안정시킬 수 있다.

제16편

전자파와 어싱접지

현재 우리의 문화는 전기적 간섭이라는
필요악을 피할 방법이 없는 환경이다.

전자파 주위에 발생하는 불필요한 에너지를 노이즈noise라고 한다. 노이즈는 벼락, 정전기 등의 자연노이즈와, 전기를 사용하는 모든 전자제품과 기계에서 발생하는 인공노이즈로 분류할 수 있다. 유해 전자파를 발산하는 전자기기로는 전자레인지, 휴대폰, 컴퓨터, TV, 전기장판 등이 있다. 현대에는 휴대폰과 같은 전자기기로 인해 유해 전자파에 과다 노출되어, 여기서 오는 육체적·정신적 고충이 만성 스트레스로 작용하기도 한다.

전자파가 인체에 미치는 영향을 살펴보면 첫째, 전자파에 지속적으로 노출될 경우 전자레인지처럼 인체에 발열 현상이 나타난다. 입이 마르고, 마음이 흥분되며, 음식에 대한 욕구가 강해진다. 체온이 올라가면서 에너지도 같이 소비되기 때문에 쉽게 피로감을 느끼고, 머리가 무겁고, 두통이 올 수 있다. 둘째, 전자파는 주위의 먼지를 분진으로 만든다. 이 분진은 피부의 호흡을 막고 건조하게 만들어 피부노화를 촉진한다. 셋째, 전자파는 숙면에 필요한 멜라토닌 호르몬을 감소시켜 나른함, 불면증, 신경과민을 일으킨다. 이 외에도 전자파에 지속적으로 노출되면 소화불량, 뇌손상을 불러올 수 있으며, 신경세포 변이가 심할 경우 암으로까지 이어질 수 있다. 또한 기억력 감퇴나 기억상실증을 유발하기도 하며, 인체의 생리작용에도 악영향을 미친다. 이것은 심리적 불안과 우울함을 가져온다.

과부하된 전자기기의 전위를 떨어뜨려 기기를 보호하는 가장 안전한 방법은 접지를 통해 유해 전자파를 감소시키는 것이다. 마찬가지로 인체도 몸에 과부하 된 유해 전자파를 어싱접지패드를 통하여 안전하게 없애주면 잠을 잘 잘 수 있고 머리가 맑아지며 피로가 풀리게 된다. 접지는 벼락, 잡음, 과도전압전류의 유입 및 정전기로부터 정보통신 설비를 보호하고, 나아가 전기적 충격으로부터 인명을 보호하는 장치이다.

우리는 인체를 고도의 정밀한 전자기기로 생각해야한다. 실제로도 인체는 초정밀 전자기기이다. 그러나 컴퓨터, 텔레비전, 스마트폰 등으로 인해 우리 몸은 정전기에 무방비로 노출되어 있다. 인체에 과부하된 정전기는 전자기기에 과부하된 정전기처럼 어싱접지를 통해 정상적 기능을 하도록 되돌릴 수 있다. 이러한 의미에서 이 시대에 어싱은 반드시 필요하다.

정전기는 물체 위에 정지하고 있는 전기이다. 물체끼리의 마찰에 의하여 생기는 마찰전기도 정전기의 일종이다. 전하電荷, electric charge는 전기

현상을 일으키는 주체적인 원인으로, 어떤 물질이 갖고 있는 전기의 양을 말한다. 전하는 음의 전하와 양의 전하가 있다. 통상적으로 양성자나 양전자 따위의 전하를 양으로, 전자 등의 전하를 음으로 놓는다.

한국인의 11%는 발암 수준의 전자파에 항시 노출되어있다고 한다. 전자기기에 만성적으로 노출된 사람들의 몸은 정전기인 양(+)이온은 무수한 반면 음(-)이온은 고갈된 상태이다. 전자파는 양(+)이온이다. 수면 중에 어싱패드를 사용하면 정전기는 땅으로 흘려보내고 음(-)전기는 접지를 통해 인체에 흡수되어 인체 내의 전위를 안정시킬 수 있다.

이러한 이유로 어싱접지은 수면에 가장 좋은 영향을 미친다. 2000년 이후 지은 모든 건물은 접지봉이 땅에 연결되어 있다. 어싱패드를 콘센트에 연결시키면 땅과 연결된 접지선을 통해 몸 안의 전자파로 인한 정전기가 해소된다. 변비로 고생하다가 대변을 시원하게 본 느낌과 같이 머리가 맑

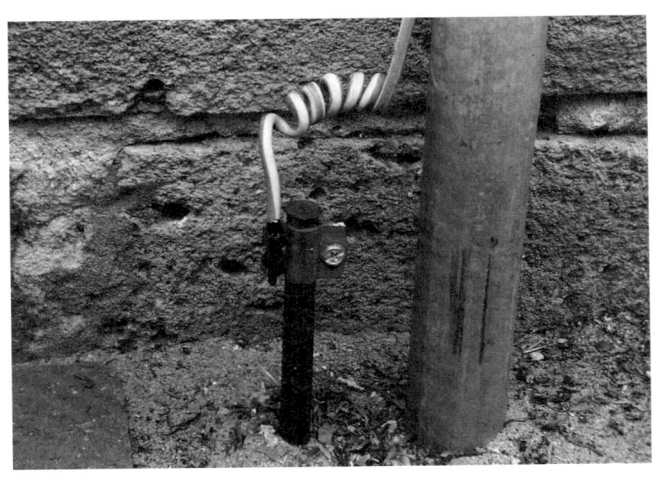

아지고 마음이 안정되며 몸이 가벼워진다. 콘센트에 접지선이 없을 경우 수도꼭지, 가스관, TV선, 또는 땅에 접지봉을 박고 어싱패드에 연결된 접지선과 이어주면 된다.

전류는 플러스(+)에서 마이너스(-)로 흐르고 전자는 마이너스(-)에서 플러스(+)로 흐른다. 결국 어싱접지을 통하여 몸 안의 정전기와 과전압은 땅으로 흘려보내고 대지의 (-)전자는 몸 안으로 들어와 인체의 생명전류를 과부하로부터 안정시킨다. 컴퓨터나 텔레비전을 시청할 때 접지패드나 접지방석에 맨발을 올려놓는다면 전자파의 영향으로부터 보호받을 수 있다.

집안의 모든 전자기기가 접지되어있다 하더라도 벽속에 감추어진 전선에서 나오는 전기장이 인체에 전기 간섭을 하게 되면 수면장애가 올 수 있다. 현재 우리의 문화는 전기적 간섭이라는 필요악을 피할 방법이 없는 환경이다.

미쳐버릴 것 같이 화가 올라와 이성의 통제를 벗어나게 하는 감정적 폭발은 외부의 전기적 간섭이 인체 내부에 미치는 현상이라고 보면 된다. 그렇지만 지금은 전기 없이는 단 하루도 살 수 없는 세상이 되어버렸다. 이러한 이유로 어싱접지패드에서 잠을 자 유해 환경으로부터 보호받아야 한다는 것이다. 더 이상 완전한 대안은 떠오르지 않는다. 전기사고 예방 목적으로 모든 전자기기에 어싱접지을 하는 것처럼, 과부하 된 몸과 마음을 보호하기 위해 인체에도 접지가 필요하다.

인체를 전자기기로 본다면 모든 병은 정전기와 과전압이다. 전기를 사용하는 모든 기기에는 접지기능이 있고 이것은 법으로 정해져 있다. 그렇다면 그 어떤 것보다 정밀한 전자기기인 인체도 법으로 접지하게 하는 것이 당연한 것이다. 땅과 단절된 삶을 사는 현대에는 신체를 반접지 상태가 되게 해주는 은반지, 은목걸이, 은팔찌 등을 사용하여 체내의 정전기를 해소시켜야 한다. 축적된 정전기를 빼내기 위해 수면 중에는 접지패드를 사용하고, 컴퓨터 작업 시에는 접지방석에 발을 올려놓고 있어야 하는 건 당연하지 않은가? 모든 전자기기는 접지할 줄 알면서 사람의 몸은 왜 접지하는 법을 만들지 않을까? 스마트폰과 컴퓨터의 과다 사용으로 몸에 과부하된 정전기를 해소할 어싱접지이 필요한 것이 아닌가?

  은은 열과 전기 전도가 금속 중에 가장 뛰어나다. 또한 전자파를 흡수하여 상쇄시킬 뿐 아니라 몸속 장기의 나쁜 파장도 흡수하여 상쇄시킨다. 은 장신구는 인체를 반접지 상태로 유지시킨다. 그래서 은을 차면 마음이 안정되고 평안을 얻는다. 옛날 어머니들의 은비녀는 모질고 어려운 시집살이 속에 발산되는 나쁜 파장을 상쇄시키는 도구였다.

  이 시대는 남녀노소 할 것 없이 시집살이보다 더한 전자파 공해로 심신이 흥분된 상태이다. 옛날의 춤사위와 현대의 춤을 비교해보라. 옛날엔 체내에 전기적 흥분이 없기에 여유 있고 안정되고 느린 박자의 춤이 많았다. 반면에 현대에는 전기적 자극에 의한 빠른 속도의 정신없는 춤을 춘다. 인체 내의 정전기와 과전압을 해소하고 미세전류의 흐름을 원활하게 할 방편이 필요하다.

  TV 전자파가 적혈구에 미치는 영향을 TV시청 전후 혈액 채취를 통해 살펴보았다. TV시청 전에 채취한 적혈구의 활동은 원활하였으나 TV시청 후의 적혈구는 서로 엉겨 붙어 활동이 둔화되었음을 확인할 수 있었다.

TV에서 방출되는 전자파는 양이온의 성격을 띠기에 장시간 TV시청을 하게 될 경우 혈액 내 양이온의 증가로 인하여 신진대사 저하와 혈액순환 장애가 올 수 있다. 또한 이로 인해 어깨통증, 두통, 눈 피로 같은 증상을 겪게 된다. 그러므로 컴퓨터 작업이나 TV시청을 1시간 이상 지속하는 경우에는 중간에 휴식을 취하여 신진대사를 원활하게 해야 한다.

나 또한 인간인 이상 예외로 둘 수 없다. 월간지와 격월간지 내용 작성, 설교 준비, 책 집필 등 모든 것을 컴퓨터로 작업한다. 은을 차고 맨발로 걸어도 곧 한계에 달한다. 컴퓨터 앞에 오래 있게 되면 눈이 간질거리면서 미세한 통증이 온다. 이보다 더 고통스러운 것은 머리가 전자레인지처럼 끓고, 머리에 압이 차고, 눈물이 나며, 집중이 되지 않는다는 것이다. 대안이 필요함을 느꼈다. 이번 기회에 실험하기로 결심했다. 컴퓨터로 작업할 때는 발바닥에 은사패드를 깔고, 수면을 취할 때는 항상 음이온이 나오는 이

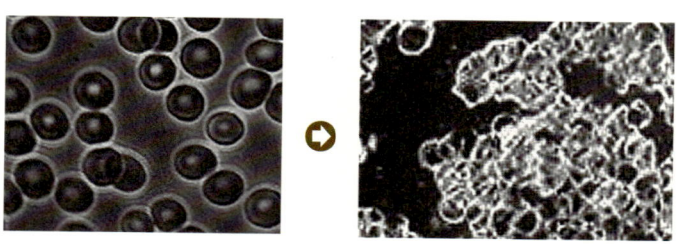

〈그림〉 TV시청 전 건강한 적혈구 상태(좌) | TV시청 후 양이온에 의해 끈적끈적하게 엉겨 붙은 상태(우)

불을 사용하여 항상 몸을 접지상태에 두었다.

　하루를 보냈는데 아무 차도가 없었다. 5일째가 되자 눈의 상태가 달라졌다. 일주일이 지나자 컴퓨터를 하는 중에 일어났던 모든 문제가 해결되었다. 그 후 온몸을 은사로 감쌀 수 있는 은사침낭을 사용해 보았다. 머리가 훨씬 더 맑아지고 집중력이 뚜렷해졌다. 지금은 은사 방석 위에 노트북을 올려놓고 사용한다. 침침했던 시력이 맑아졌고 몸의 상태가 언제나 가뿐하다.

　누구나 컴퓨터를 사용하지만 컴퓨터는 이 시대의 필요악이다. 나와 같이 어쩔 수 없이 컴퓨터를 사용하고 TV시청을 해야 하는 사람이 한둘이 아니다. 나는 수면 중의 어싱이 몸 안의 정전기를 가장 완전하게 제거함을 알게 되었다. 하늘의 별을 보고 침낭에서 자는 잠은 신선한 공기를 호흡함으로 몸속의 정전기를 해소시킨다. 하지만 매일 이런 여건을 갖추고 잠을 자는 사람은 거의 없다. 생활 속 어싱은 도시에서도 살아남기 위한 필수조건이다.

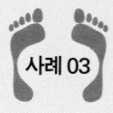

사례 03

캐나다에서 온 메일

홍영선 원장님께!

youtube에 올린 원장님 강의를 하나도 빠트리지 않고 계속 반복시청하고 있습니다. 그리고 보내주신 원장님의 저서《생명의 법칙》과《볶은곡식밥상》을 통독했습니다.

교회에서 잘못 배웠던 편견의 채식으로부터 이제야 벗어나 볶은 통곡식 위주의 새 생명으로 변해가고 있습니다.

오후 2시 이후에는 물 한잔 외에는 아무것도 먹지 아니하고, 맨발생활과 이른 아침에 냉수욕을 하고 있습니다. 또한 집에서 24시간 창문을 활짝 열어놓고 있습니다. 놋그릇이 없어 대신 구리그릇을 구하였고, 징도 인터넷으로 수소문하여 구했습니다. 징 소리가 울려 퍼질 때마다 온갖 병균이나 바이러스, 기생충들이 떨어져나가는 느낌이 듭니다.

새벽마다 찾아왔던 복통이 사라졌고, 높은 계단을 뛰어올라가도 숨이 전혀 가쁘지 아니하고, 답답했던 소변을 이제는 시원하게 봅니다. 피부도 더이상 가렵거나 붉어지지 않고, 항상 써늘

했던 아랫배에 따뜻한 온기가 찾아와 감사의 눈물을 흘리기도 했습니다. 기나긴 한평생을 이렇게 치유할 수 있음을 모르고, 생고생한 지난날이 너무 아쉽고 허망합니다.

미신이라고만 생각했던 은과 구리로 만든 가락지, 팔찌, 목걸이 착용이 이제는 전혀 이상하지 않고 너무 당연하고 합당한 일이 되었습니다. 성소 재료가 금·은·동이고 홍수 이전에는 금·은·동·광석들이 코앞에 널려있었기 때문에 900세 이상 장수했음을 이제야 알게 되었기 때문이지요. 하나님의 은혜로 어쩌다 우연히 볶은곡식 사이트를 알게 되어 새 생명을 얻었으니 큰 영광이 아닐 수 없습니다. 꿈에도 몰랐던 이 새 생명 소식이 지금 온 세상에 속히 펴져나감을 느끼며 기뻐하고 있습니다.

원장님과 직원 여러분께 감사드립니다.

2014년 8월 22일
캐나다에서 유정영 드림

● EARTHING CAMP
제17편

은의 효능

> 은(銀)을 몸에 지니고 있으면 오장(五臟)이 편안하고, 심신이 안정되며, 사기(邪氣)를 내쫓고 몸을 가볍게 하여 명(命)을 길게 한다. _본초강목(本草綱目)

    지구상의 박테리아, 곰팡이, 바이러스 등을 포함하여 650여종의 세균을 단 6분 만에 모두 죽이면서도, 내성이 전혀 없는 은(銀)은, FDA에서 인정한 최고의 천연 항생제이다. 살균 및 항균, 세균성 냄새제거 등의 기능을 한다. 그 은을 10억분의 1m로 나노화하여 기능을 더욱 높인 것을 은 나노라 한다. 최근 미국에서는 멜라토닌, DHEA에 이어 콜로이드 실버 Colloidal Silver*가 차세대 기적의 치료제로 각광 받고 있다. 의학 전문지에서는 Col-

---

● 콜로이드 실버 : 은 이온을 순수 무광물 증류수에 녹인 무색, 무미, 무취 상태의 은(銀)용액을 말한다. 강력한 천연 항생제로 알려져 있다.

loidal Silver요법을 권고하고 있고, 종합병원에서도 환자가 원하면 Colloidal Silver요법을 사용하고 있다.

은은 장의 질병에 특별한 효과가 있다. 은과 접촉한 모든 병균을 수 분 안에 박멸시켰고, 부작용이나 독성은 발견되지 않았다. 은은 인간의 면역체계에도 중요한 역할을 맡고 있다. 실험을 통해 독성이나 부작용이 거의 없이 살균하는 것을 확인했다. 인체의 성장 탈육과 세포 재생을 돕기도 한다. 심한 화상 환자나 나이 많은 환자들의 치료에 있어 보통 사람들에 비해 훨씬 뛰어난 효과를 보인다. 또한 암세포가 일반 세포로 전환하는 것을 돕는다.

은은 지구상에서 가장 강력한 살균제다. 650여 가지 이상의 병균을 내성 없이 완전히 살균한다. 매독, 콜레라, 말라리아, 장티푸스, 무좀, 습진, 심한 화상에도 효과가 있다. 카롤린스카 의학연구소의 노드스톰 박사Dr. Bjorn Nordstrom는 은을 암 치료법으로 사용했는데, 다른 의사들이 포기한 암 환자들에게 사용한 결과 빠른 치유 효과를 보았으며, 영국 의학저널BMJ은 순수한 은은 무독성이며 부작용이 전혀 없고 고농도의 은으로 실험한 결과 아주 빠른 살균작용과 놀라운 치료효과를 보았다고 전했다. 노벨 생리의학상 수상자 오토 하인리히 바르부르크Otto H. Warburg는 암이 산소의 결핍과 설탕의 분해과정에서 기인하는 것을 발견하고 은이 설탕의 분해과정에

- Alfred B. Searle, 《The Use of Colloids in Health and Disease》, 2009.
- 로버트 베커, 《생명과 전기(The Body Electric)》, 공동철 옮김, 정신세계사, 1994.
- Science Digest article, 1978. 3.

불필요한 박테리아를 살균하는 것에 대해 연구했다. 미국 필라델피아 폭스 체이스 암센터의 마가렛 베이어 박사Dr. Margaret Bayer는 은은 세균이 내성을 갖지 못하게 함과 동시에 완전히 살균하고, 인체에 무독하며, 안전하고 포괄적으로 작용한다고 했다.

 UCLA 의과대 학장인 래리 포드Larry C. Ford는 연구소에서 여러 가지 세균을 1㎖당 10개체 수로 은을 실험한 결과 모두 살균되었음을 알았다. 영국 종합화학회사 ICI 렁컨 건강 연구소의 톰슨N. R. Thompson은 연쇄상구균, 포도사상균, 아우레우스, 나이세리아임질균, 가드러넬러배지닐리스, 살모넬라 타이피, 기타 장균들 및 진균류들을 실험한 결과 은이 이들에게 항균작용을 나타냈다는 것을 밝혀냈다. 또한 짐 파월Jim Powell은 항생물질은 대략 5~6가지의 병원체를 죽이는 반면에 은은 650여 종을 죽이면서도 내성이 생기지 않고 독성도 거의 없음을 알게 되었다.● 은의 장래는 밝다. 미국 세인트루이스의 생화학자, 해리 마그라프Dr. Harry Margraf는 임상결과 은은 만병통치약이며 무독성이라고 했으며, 히르슈베르크 박사Dr. Leonard Keene Hirschberg는 세균에 감염된 혈액의 소독상태에 도움을 주는 콜로이드 금속들의 효능이 특히 괄목할 만하다고 하였다. 동의보감에서는 "은銀은 간질 및 경기 등 정신질환과 냉대하와 같은 부인병 예방 및 치료에 효험이 있다"하였고, 본초강목에서는 "은銀을 몸에 지니고 있으면 오장五臟이 편안하고, 심신이 안정되며, 사기邪氣를 내쫓고 몸을 가볍게 하여 명命을

● Science Digest article, "Our Mightiest Germ Fighter", 1978. 3.

길게 한다."했다.

자오쯔양趙紫陽 수상은 화려한 무늬로 장식된 상자에 은구슬을 담아 중국을 방문한 레이건 대통령 부부에게 선물하면서, 이 은구슬 상자는 양호한 건강의 상징일 뿐만 아니라 이것을 갖고 있으면 신경이 안정되고 근심이 없어진다고 설명했다.

일반적으로 인체는 간, 신장, 비장에 평균 $0.7{\sim}2.7\mu g/kg$의 은을 포함하고 있으며, 은이 각종 세균에 대항하는 2차 면역기능을 담당하기 때문에 은의 체내 함량이 낮으면 면역기능이 저하된다. 실제 질병에 걸린 환자들의 공통점은 건강한 사람에 비해 체내 은 함유량이 현저하게 적다는 것이다. 특히, 암환자의 체내 은 함유량은 건강한 사람의 1/10~1/20 정도로 아주 낮다.

은이 인간 세포를 활성화시키는 것은 나노사이즈$_{3\sim20nm}$의 콜로이드 실버 입자가 주위로부터 산소를 흡착한 상태로 세포의 핵에 침투하여 세포의 산소 신진대사를 촉진하기 때문이다. 또 한편으로는 은 입자가 세포막 주위의 활성산소를 효과적으로 제거하는 것으로 밝혀졌다.

대우일렉트로닉스는 한국 소비과학연구센터와 함께 은 입자를 넣은 용기와 일반 용기에 대해 살균력과 항균력을 실험했다. 대우는 대장균을 넣고 24시간이 지나자 일반 용기에서는 균이 38배 늘었지만 은이 들어간 용기에서는 99.9%가 살균됐다고 밝혔다. 또한 상추를 넣자 일반 용기에서는 3일째부터 썩기 시작했지만 은 용기에서는 12일이 지나도 부패하지 않았다고 한다. 대우일렉트로닉스 냉장고 연구소 한인철 책임연구원은 "은이 세균과 접촉하면 세균막을 터뜨려 세균이 살 수 없게 된다"고 설명했다.

항생제 복용 시 은을 함께 먹으면 항생제 효능이 최대 1000배까지 증가한다. 미 보스턴대 의과대학 제임스 콜린스James J. Collins 교수는 쥐 실험결과 이같이 나타났다고 〈사이언스 중개의학〉에 발표했다. 교수는 요로감염에 걸린 쥐를 대상으로 항생제와 은을 함께 복용시키자 세균 퇴치 능력이 최대 약 1천 배 증폭됐음을 알아냈다. 항생제에 내성을 보이던 쥐도 은과 함께 복용하자 항생제 효능이 나타났다.

은이 항균기능을 갖고 있다는 것은 이미 널리 알려진 사실이다. 하지만 이 같은 효과를 얻으려면 신체에 독성이 발생할 정도로 많은 양을 사용해야 했다. 하지만 이번 연구결과 극소량은 항생제와 함께 복용해도 안전한 것으로 나타났다. 콜린스 교수는 "그람음성세균에 은을 가미한 항생제를 사용한다면 기존 항생제의 작용을 강화시킬 수 있을 것이다"고 했다.

은은 전자파를 막아주는 가장 강력한 물질 중에 하나이다. 휴대전화를 드는 손에 은팔찌와 은반지를 끼면 전화를 걸 때 들어오는 전자파를 막아주고 손에 있는 모든 균을 살균한다. 은목걸이, 은으로 된 시계줄은 사치품이 아니라 건강을 지키는 파수꾼의 역할을 한다.

은에 접한 모든 균은 6분 이상 살지 못한다. 은목걸이나 은팔찌가 피부

● 하임숙, "세균 잡는 銀 '건강의 발견', 동아일보, 2003. 3. 6.
● 송정현, "항생제, 은(銀)과 함께 먹으면 최대 1천배 효과", 메디칼트리뷴, 2013. 6. 21.

에 접촉될 때 생기는 은 이온은 인체에 그대로 흡수된다. 냉장고에 구리 조각이나 전선을 넣어두면 세균의 번식을 막아 냄새가 나지 않는다. 예부터 놋대야에 세수를 하면 눈병이 걸리지 않았다고 했으며 놋숟가락으로 밥을 먹으면 입이 헐었던 게 낫는다고 했다. 구리의 살균효과인 것이다. 구리광산의 광부들은 관절염이 거의 없다고 한다.

1347년 처음 창궐한 페스트라는 흑사병은 유럽에 많은 희생자를 발생시켜 공포의 대상이 되었다. 1340년대 흑사병으로 희생된 사람은 약 2천 5백만 명이었다. 이는 당시 유럽 인구의 약 30%에 달하는 숫자이다. 최초 흑사병 발생 이후 1700년대까지 100여 차례 흑사병이 확산되어 유럽 전역을 휩쓸었다. 중세 유럽에 페스트가 유행할 당시 네덜란드 왕궁에서 페스트가 발견되지 않았던 이유가 은銀 식기 때문이라는 속설이 있다. 왕궁의 왕족들이 소유하고 있는 모든 집기 및 장신구들이 은으로 되어 있어 은에서 뿜어져 나오는 수많은 은 이온들이 병균의 침입을 막았던 것이다.

입에 들어가는 것만 중요한 것이 아니다. 어떤 침구에서 자는지, 어떤 그릇에 어떤 수저로 음식을 먹는지도 중요한 시대다. 암, 당뇨뿐만 아니라 모든 정신적 불안 또한 체내에서 진행되는 염증의 독소가 문제임이 밝혀졌다. 어린아이들은 무엇이든 입에 넣는다. 아이들의 놀이기구를 값싼 은으로 대신한다면 감기나 여러 질병을 막는 하나의 방편이 될 수 있다.

인체는 금속 영양소인 놋과 은을 만들지 못한다. 단지 그릇을 바꾸고 은 목걸이를 차고 수저를 바꾸는 것만으로도 건강을 지킬 수 있다면 이것이

행복이다. 생명형태장 에너지의 증폭제이자 인체의 염증을 제거하는 가장 확실한 치료제인 은으로 만든 어싱접지패드와 침낭은 연약한 인류에게 생명 싸개가 된다.

제18편

다름을 받아들이면

> 편견의 이치를 따지려 노력하지 마라.
> 편견은 논리적으로 설복시킬 수도 설복될 수도 없는 것이다.
> _시드니 스미스

 빛은 색이 없다. 빛은 여러 가지의 파장으로 이루어져 있는데, 가시광선의 범위에 따라 안구의 시세포가 한 부분의 파장만을 선택적으로 감지하는 과정을 통해 색채로서 지각된다. 정확하게는 시세포의 전기적 자극을 뇌에서 분석하면서 색을 느끼게 되는 것이다.

 사람은 빨간 사과를 보는 것이 아니라 사과가 발산하는 파장을 색깔로 감지한다. 색즉시공色卽是空. 즉, 눈에 보이는 것은 비어있다는 뜻이다. 이는 눈으로 색을 보는 것이 아니라 파장을 감지하여 색을 보는 것이라는 점을 의미한다. 사람이 귀로 듣는 것도 파장을 느끼는 것이다. 칼라TV는 색을 보여주는 것이 아니라 다양한 파장을 방사하는 것이다. 다양한 파장을 연출하는 TV와 다양한 파장을 감지하는 눈은 같은 기계인 것이다.

현대과학이 발전하면서 사람이란 하나의 전자기기에 불과함을 깨닫는다. 우리의 몸은 하나님이 만드신 수공품手工品이다. 그렇다면 인간의 몸이 고장나는 원인은 무엇일까? 전자기기의 대표적인 고장 원인은 정전기와 과전압이다. 어느 날 스마트폰이 작동이 안 되어 고치러 가보면 모든 데이터가 다 날아갔다고 하는 경우가 한 예이다.

과전압過電壓, overvoltage은 본래의 선로 전압보다 더 높은 전압이 공급되는 현상을 일컫는 것으로, 선로전압이 정격전압보다 대개 1초 이상 높을 때 발생한다. 이는 전자제품의 수명 단축 원인으로 큰 비중을 차지하는 현상이다. 앞서 언급했듯이 정전기는 물체 위에 정지하고 있는 전기를 말하며 물체끼리의 마찰에 의하여 생긴 마찰전기도 정전기에 속한다. 그런데 번개도 구름에 축적되어있던 정전기에 의해 발생하는 방전현상이다.

구름의 전위를 분석해보면 위쪽은 양(+)전자, 아래쪽은 음(-)전자이다. 자연계에서 일어나는 과전압의 원인 중 하나는 구름속의 정전기의 방전현상 때문이다. 정전기 방전이 발생하면 일반적으로 파괴음과 발광spark을 수반하는 열이 발생하는 데 이것이 천둥과 번개이다. 구름 내부의 작은 물방울과 얼음 알갱이가 서로 부딪치면서 마찰전기가 생긴다. 구름의 상층부에는 양전하가 하층부에는 음전하가 모인다. 정전기의 밀도가 어느 정도 높아지면 전류가 흐르는 방전현상에 의해 번개가 발생하는데, 이것이 구름 속이 아니라 구름과 땅 사이에서 일어나면 벼락이라고 한다.

구름이 음전하가 많은 곳을 지날 때 구름의 음전하 밀도는 더욱 높아진다. 지면 위의 양전하가 구름을 향해 모여 밀도가 높아지면서 위로 솟구치면 벼락이 생기는데, 이것을 선도先導 낙뢰라그 한다. 벼락이 칠 때 발생되는 전압은 약 10억 볼트V다. 100W 전구 7,000개를 8시간 켤 수 있는 에너지이다. 이때 온도는 태양온도 6,000°C의 4배가 넘는 27,000°C에 이른다. 자연계의 정전기 방전은 선로를 타고 들어와 집안의 전자기기에 과부하를 걸어 망가뜨리기도 한다.

사람에게도 체내 정전기와 과전압이 문제될 수 있다고 하지 않았는가? 정전기와 과전압이 전자기기에 영향을 미치듯 체내의 정전기와 과전압도 사람에게 영향을 미친다고 볼 수 있다. 그리그 인체가 전자기파에 반응을 한다는 것 자체가 인체는 하나의 전자기기라는 것을 반증한다.

사거리에서 신호대기 중에는 라디오에 전파 간섭이 일어나 잡음이 생긴다. 현대인의 체내는 공기오염과 스트레스, 전자기기의 과다사용 등으로 인해 정전기가 압축·포화된 상태이다. 이것이 체내에서 방전되면 신경계를 자극하고 생명의 기관을 태워버린다. 인간기계 내의 과전압과 정전기가 전체 구조에 장애를 주고 병을 만든다면 과전압과 정전기를 해소하는 것이 건강회복의 기초가 될 것이다. (-)전자를 가진 음이온이 건강에 좋다는 것은 인체 내의 정전기와 과전압 해소에 좋다는 말과 같다. 인체의 건강을 다룸에 있어 전기적 원리는 빼놓을 수 없다. 맨발생활, 붉은곡식 섭취, 야외 수면, 은 장신구나 은사 어싱패드 사용은 모두 몸 안의 정전기와 과전압을 해소하는 (-)전자에 관한 이야기이다.

사람들은 인체를 자신이 사용하는 스마트폰이나 컴퓨터와는 전혀 다른 별개의 존재로 생각한다. 물론 별개이다. 창조주가 만든 인간기기는 사람이 만든 컴퓨터와 성능 면에서 큰 차이가 있기 때문이다. 하지만 작동 원리는 같다. 하나님의 형상과 모양대로 만들어진 이상, 인간은 하나님의 작품을 모방할 수밖에 없는 존재이기 때문이다. 하나님이 자신과 닮은 인간을 만들었듯이 인간도 자신과 같은 인조인간을 만드는 것을 최종 목표로 삼고 있다. 그러나 인조인간의 핵심 부속품은 전기를 사용하는 전자제품에 불과하므로 하나님이 창조하신 인간보다 우수할 수 없다.

객관적인 면에서 자신의 몸도 고성능 전자기기라고 인정하는 것이 우리에겐 필요하다. 생물학적인 면에서 인간을 관찰하는 현대의학은 매우 많은 발전을 이루었다. 하지만 생명을 회복시키는 데에는 아직 한계가 있다. 만일 인간이 전자기기와 같다면 생명력을 증폭시키기 위해선 증폭기와 과전압과 정전기, 전파간섭의 해소가 절대적이다. 접지를 잘 실천하는 사람만이 지금보다 더 좋은 상태의 건강을 회복할 것이다.

인류의 건강회복이 한계를 만난 시점, 우리는 현대과학의 발전을 보여주는 의료기기를 다루고 있으면서도 왜 인간을 하나의 전자기기로 여기진 않는 것일까? 나는 이러한 측면에서 인간과 땅의 관계를 살펴보았다. 지구에는 남극과 북극이 있다. 지구는 하나의 거대한 자석이다. 남쪽과 북쪽을 가늠할 수 있는 나침반은 지구 자체가 자석임을 증명하고 있다.

남북을 주께서 창조하셨으니[시89:12]

천둥과 번개, 지자기, 수맥 이런 용어들은 전기와 전파에 관련된 용어들이다. 그런데 왜 인간은 현대과학의 발전을 경험하고 있으면서 전기원리를 건강에 적용시키지 않을까? 인체는 커다란 전자기기인 지구와 유·무선으로 연결되어야만 존재가 가능한 작은 전자기기이다. 지적 활동에 의하여 촉진된 두뇌의 전력은 신체의 모든 조직에 활기를 주고 질병의 침투를 방어하기 위하여 지대한 공헌을 하고 있다. 이것은 명백한 사실이다. 두뇌는 몸의 중심이요, 모든 신경과 정신적 행위의 보좌이다. 두뇌로부터 나오는 신경이 몸을 주관한다. 또한 전화 전파를 전달하는 전화선과 같이, 정신적 감흥이 두뇌 신경을 통해 모든 신경에 전달되고 몸의 움직임에 관여한다. 결국 모든 인체 조직의 운동은 두뇌에서 전달되는 전신망의 명령에 따라 움직이는 것이다.

나는 이 전기원리를 통한 건강법칙을 20년 넘게 주장해 왔다. 내가 쓴 건강서 또한 전기원리에 기초한다. 은과 놋을 사용하여 생명력을 증폭시키고 어싱(접지)을 통해 과전압과 정전기를 해소함으로써 새로운 생명을 맞이하는 과정을 수없이 경험했기 때문이다.

아파트 문화로 인해 몸 안의 과전압과 정전기가 해소되지 않아 고통당하는 이들에게는 어싱패드가 대안이다. 과식, 과음, 늦은 저녁식사, 스트레스 등은 체내에 과전압과 정전기를 증가시킨다. 먼저 과전압과 정전기 방지를 위한 바른 생활이 필수이다.

인간은 자신의 몸을 자신이 사용하는 스마트폰, 자동차, 컴퓨터만큼도 관리하지 않는다. 그러고는 "몸이 왜 이런지 모르겠어!"라고 한다. 우리에

겐 건강회복을 위한 새로운 방향전환이 필요하며, 기존 패러다임에 변화가 일어날 시점이다. 우선 사람도 전자제품처럼 수면 중에 접지가 필요하다. 컴퓨터나 냉장고, 텔레비전이 콘센트의 접지선을 통해 정전기와 과전압을 해소하고 땅의 (-)전자를 받아들이는 것처럼, 사람도 은사 접지패드를 사용하고 동일한 접지선을 통해 과전압과 정전기를 해소해야 한다.

최근 도시의 생활을 견디다 못한 사람들로 인해 캠핑인구가 늘어나고 있다. 이왕 간 캠핑에서 은사침낭을 통해 몸을 땅에 접지한다면 육체와 정신의 회복에 놀라운 변화를 경험하게 될 것이다. 단, 누누이 당부했듯이 저녁 만찬은 주의하는 것이 좋다.

체내의 정전기를 가장 잘 제거하는 방법은 땀 흘려 일하거나 운동하는 것이다. 체내 정전기는 피부의 수분과 염분을 통해 몸 밖으로 가장 잘 배출된다. 그러나 도시인은 더우면 에어컨을 사용하지 땀을 흘리려고 하지는 않는다. 정전기는 습기와 연관 있으므로 날씨가 덥고 습한 여름에는 발생하지 않는다. 그러나 건조한 겨울에는 정전기가 잘 일어난다. 건조한 방안에서 자는 것보다 상대적으로 습도가 높은 야외에서 수면을 취하는 것이 체내 정전기를 훨씬 잘 내보낸다. 성경은 정전기 해소를 위해 "네가 얼굴에 땀이 흘러야 식물을 먹고[창3:19]"라고 기록하고 있다.

관찰해보면 땀 흘려 일하는 이들이 소득과 관계없이 훨씬 마음이 너그럽고 온순하다는 것을 알 수 있다. 인류에게 노동만큼 신성한 것은 없다.

나에게 "당신은 진리이거나 고단수의 사기꾼"이라고 말한 사람이 있었다. 하지만 건강은 이론이 아니라 경험하는 것이기 때문에 나는 사기꾼이 아님을 따로 설명하지 않았다. 문제는 다름을 수용하지 못하는 사람의 시선이다. 자기가 배우고 익힌 것 외에는 바라브지 않기 때문이다.

영국의 수필가 시드니 스미스Sydney Smith는 다음과 같은 말을 했다. "편견을 조심하라. 편견은 쥐와 같고 사람의 마음은 쥐덫과 같다. 편견은 쉽게 들어오지만 나갈 수 있을 지는 의심스럽다. 편견의 이치를 따지려 노력하지 마라. 편견은 논리적으로 설복시킬 수도 설복될 수도 없는 것이다."

● EARTHING CAMP
제19편

암세포와의 전쟁

알고 보면 의학은 정말로 생명을 연장한다기보다는
죽는 과정을 길게 늘일 뿐인 경우가 많다.

    이동해(76세) 씨는 대장암을 앓았다. 암 진단을 받은 뒤 마지막 2년 2개월을 대형 종합병원에서 보냈다. 전체 입원 기간 790일 중 150일을 중환자실에 있었다. 중환자실에 가기 전 그는 이미 말기였다. 암이 온몸에 퍼져 항암제가 안 들었다. 의료진도 가족에게 "더 해 드릴 수 있는 일이 없다."고 했다. 이 씨의 아내와 아들은 "그래도 뭐든 계속해 달라"고 했다. 가족은 이 씨가 기사회생하리라 믿었다.

    중환자실에서 이 씨는 인공호흡기를 달았다. 항문으로 영양분을 공급하고 기계로 피를 돌렸다. 아들이 매일 오후 면회를 왔다. 하지만 이 씨는 아들과 눈을 맞추지 못했다. 인공호흡기를 달면서 수면제와 진통제를 주사해 의식이 없었던 탓이다. 그는 그 상태로 기계음 속에 사망했다. 아들은 "그래도 끝까지 할 수 있는 건 다 해봤다."며 스스로 위로했다. 전체 의료비 1억 9천만 원 중 1억 6000만원은 국가가, 3000만원은 아들이 냈다.

  문제는 이 씨가 받은 중환자실 치료 중 암 자체를 낫게 하는 건 하나도 없었다는 점이다. 의료진은 "가족이 원해서 해드리긴 했지만 말 그대로 연명 치료였다."고 전했다. 그러한 연명 치료 중에는 보통 사람도 맨 정신으로 받기 힘든 고통스러운 처치가 적지 않다. 윤영호 서울대 의대 부학장은 "환자가 말을 못해 그렇지, 알고 보면 의학은 정말로 생명을 연장한다기보다는 죽는 과정을 길게 늘일 뿐인 경우가 많다"고 했다. 조선일보 취재팀이 국민건강보험공단 빅테이터 운영실 박종헌 연구위원에게 의뢰해 2012년 한 해 동안 암으로 세상을 떠난 7만 3,759명의 마지막 한 달 동안의 투병 과정을 분석했다. 그 결과 30.5%인 2만 7,997명이 한 달 이내까지 항암제를 투여 받았다. 미국의 10%보다 세 배, 캐나다 온타리오 주의 5%보다 여섯 배 높다. 대만, 핀란드도 20% 안팎이다. 허대석 서울대 의대 교수는 "마지막 한 달까지 항암 치료를 하는 건 환자에게 고통만 주기 때문에 하지 않는 것이 옳다."고 말한다. 환자 체력이 극도로 쇠약해진 상태에서 죽는 과정만 연장한다는 것이다.●

  2008년 9월 6일 미국 국립 암재단NCI은 암세포 100여 종에 대한 연구 결과 암은 1971년 당시에 생각했던 것 보다 훨씬 복잡한 것으로 드러났다

● 김수혜·김정환, "더 불행하게 눈감는 한국 癌환자들 '마지막 한달' 全數 분석", 조선일보, 2014. 9. 1.

고 평했다. 일부 암 전문가들은 "암세포 하나가 100명의 명석한 과학자보다 똑똑하다."라는 자조 섞인 푸념을 한다.•

인간을 전자기기에 비유한다면, 암은 산소부족과 만성 스트레스, 생활습관의 부조화로 증가된 활성산소가 세포 내 (-)전자를 빼앗는 과정에서 세포의 유전자가 변이되고 분열과 증식 후 사멸이 없는 비정상 조직이 증가하게 되면서 생긴다. 한편 어떤 물질이 (-)전자를 잃는 반응을 '산화', (-)전자를 얻은 경우는 '환원'되었다고 하는데, 암 치료법인 방사선치료는 물질을 구성하는 원자에게서 전자를 빼앗는 것으로 암세포를 산화시키는 방법이다. 한국원자력의학원 국가방사선비상진료센터 진영우 박사는 "방사선은 에너지를 가진 빛의 한 종류로, 물질과 반응하여 전리를 일으키는 것이다. 전리란 방사선이 물질을 통과할 때 자신이 가진 에너지를 줌으로써 그 물질을 구성하는 원자에서 전자를 튕겨낸다."고 했다.

만약 이 도서를 보고 있는 여러분이 밀폐된 공간에 있다면, 늦은 저녁식사를 하고 있다면, 또는 담배를 피우고 있다면 당신의 체내에는 활성산소가 증가되고 있을 것이다. 활성산소는 세포 내 원자의 전자를 빼앗고 세포를 산화시키거나 세포의 유전자를 변이시킨다. 이렇게 만들어지는 것이 돌연변이 세포인 암이다.

인체를 전자기기로 본다면 세포의 겉은 (+), 속은 (-)전자를 가진다. 반

• 김민구, "암(癌)세포와의 전쟁 인류가 지고 있다", 조선일보, 2008. 9. 9.

면 세균은 (-)전자를 가지고 있다. 활성산소에 의해 전자를 잃은 세포는 (-)전자를 가진 세균을 세포 내로 끌어들여 만성염증을 일으키므로 암을 염증이라고 한다. 암을 공격하기 위해 인체의 면역기능은 활성화되고 염증은 악화된다.

 염증을 일으키는 활성산소를 증가시키는 생활습관은 버리고, 어싱(접지)을 통해 과전압과 정전기를 해소하고 생명형태장을 회복하는 삶이 필요하다. 우선 염증의 제거를 위해 2차 면역계인 은과 놋, 쇠비름(무기 수은)을 사용해야 한다. 볶은곡식과 볶은곡식 떡을 중심으로 아침과 점심 두 끼를 먹고, 그 외의 식사는 금한다. 마음의 회복을 위해 양심에 가책을 느끼거나 심리적 불안을 초래하는 모든 것을 제거한다. 전자제품을 멀리한다. 신앙생활을 하는 것은 가장 큰 도움이 된다. 그리고 무엇보다도 자신이 지닌 자연치유력을 믿지 못하면 내 몸도 자신을 잃게 된다.

EARTHING CAMP
제20편

전류와 전자

천지의 기에 조화보다 큰 것은 없다.
조화라는 것은 음과 양이 조화를 이룬 것이다. _황제내경 黃帝內經

　미세전류는 인체가 가지고 있는 고유의 전류와 아주 비슷하기 때문에 인체 고유의 전류를 보충하는 역할을 한다. 따라서 상처 받은 조직은 전류의 양이 다시 많아지게 되고 전기 저항도 감소하며, 다시 본래의 상태로 복귀하게 되는 것이다. 미세전류는 ATP 세포 내 생체 에너지원를 500% 증가시킨다. 단백질 합성을 촉진하며 세포막 투과성을 40% 증가시킨다. 또한 DNA 합성을 촉진하고 T-임파구의 활성화를 유도한다.

　충남의대 산부인과 강길전 교수는 자신의 홈페이지에서 '전자 항생제는 컴퓨터 바이러스를 죽이는 컴퓨터 프로그램이 아니라 전자 電子를 이용하여 인체의 세균을 박멸하는 항생제'라고 했다. 전자를 이용하여 세균을 죽이는 방법으로는 라이프 머신Rife machine•을 이용하는 방법과 밥 벡Bob Beck 의 혈액세척기blood cleansing를 이용하는 방법 등이 있었는데 지금은 몇 가지 더 개발되었다.

1990년 뉴욕 알버트 아인슈타인 의과대학의 스티븐 칼리Steven Kaali 박사는 혈액과 에이즈 바이러스가 담긴 배양접시에 50 내지 100마이크로암페어μA의 미세전류를 흐르게 하면 에이즈 바이러스가 살아남지 못한다는 사실을 밝혀냈다. 이때 미세전류가 바이러스를 죽이는 방법은 두 가지이다. 하나는 미세전류가 바이러스의 바깥 단백질 층을 변형시킴으로써 바이러스가 인체의 세포와 결합하지 못하게 하는 것이고, 다른 하나는 미세전류가 바이러스를 죽이는 백혈구의 활성을 증가시킴으로써 임파구의 바이러스에 대한 처리 능력을 증가시키는 것이다. 그러나 이 연구 내용은 그이후 무슨 이유에선지 현대의학에 알려지지 않은 채 자취를 감추어버렸다.

그러고 나서 몇 년 후에 대체의학에 관심이 많은 미국의 남부 캘리포니아 대학 물리학 박사 밥 벡은 스티븐 칼리의 연구 내용을 재현하는데 성공했다. 밥 벡이 만든 미세전류치료기의 내용은 아주 단순하다. 주파수는 4~5Hz를 사용하고 100마이크로암페어 미간의 미세전류를 이용한다. 이때 미세전류는 동맥 혈관을 통하여 전달하는 것이 가장 효과적이므로 전극을 손목의 요골 동맥에 갖다 대는 것이 좋다고 한다. 요골 동맥은 찾기가

● 라이프 머신(Rife machine) : 미국의 의사이자 발명가인 라이프(Royal Raymond Rife) 박사가 1930년대에 개발한 주파수 발생기(Rife Frequency Generator; Rife Machine).

쉬우며, 전류를 다른 조직이나 근육 혹은 뼈 등으로 분산시키지 않고 고스란히 동맥으로 전달할 수 있는 이점이 있었기 때문이다. 밥 벡에 의하면 4~6주 동안 매일 120분 정도의 치료를 하면 에이즈 바이러스를 포함하여 어떠한 바이러스도 없앨 수 있으며, 박테리아나 곰팡이, 기생충 등도 95% 이상을 치료할 수 있다고 한다.●

강길전 교수의 말에 따르면 미세전류 치료는 조직의 ATP를 무려 500% 증가시키는 것으로 알려져 있다. 결국 이 ATP의 증가가 미세전류치료의 요점인 것이다. ATP의 증가는 엄밀하게는 ADP$_{adenosine\ diphosphate}$라는 분자물질에 '전자'가 증가하여 ATP라는 분자가 되는 현상을 말한다. 따라서 미세전류 치료란 '전자의 놀음'이나 다름없기 때문에 미세전류치료법을 '전자를 이용한 진통제'라고도 부른다.

미세전류란 1000μA_{1mA} 미만의 미약한 전류로, 인체에도 약 40μA에서 60μA의 미약한 생체전류가 각 기관 간 신호전달 작용을 하며 흐르고 있다. 전기의 흐름은 전자를 통한 에너지의 흐름이다. 또한 전기는 자연현상의 하나로, 자연계에 존재하는 양과 음의 부호를 가진 두 종류의 전하가 나타내는 여러 가지 성질을 말한다. 양전하 음전하를 양전기 음전기라고도 한다.

전하는 물체가 띠고 있는 전기의 양으로, (+)전하와 (-)전하가 있고 그 양은 똑같이 존재한다. (+)전하가 모이는 곳은 (+)전위가 되고 (-)전하가

● 미세전류 치료기 블로그 : http://blog.daum.net/microcurrent/8

모이는 곳은 (-)전위가 된다. 그래서 전하량은 단순히 (+)전하량과 (-)전하량이라 부르며, 그 양을 가지고 높다 낮다 하지 않는다. 그냥 (+)전하가 모인 곳은 전위가 높고 (-)전하가 모인 곳은 전하가 낮은 것이다. 그래서 전류는 전하량이 높은 곳에서 낮은 곳으로 이동하는 게 아니라 전위가 높은 (+)전하가 (-)전하 쪽으로 흐른다고 해야 한다. 또한 저항은 전위(전압)를 만드는 것이 아니라, 저항은 단순히 (+)전하와 (-)전하가 만나게 하고 함께 일을 하게 하는 길잡이 역할을 한다.

　(+)전하의 이동은 전류의 흐름, (-)전하의 이동은 전자의 이동이라 생각을 하면 이해가 쉽다. 즉, 전기란 발전기에서 (+)전하와 (-)전하를 만들고 분리시켜 전압을 만들고 저항을 연결하여 (-)전하가 (-)전하로 전류이동을 하면서 일을 하도록 만드는 현상이다. 우리가 흔히 말하는 음양의 조화도 바로 이런 전기원리를 바탕으로 하고 있다. 전기의 흐름이란 양(+)전자와 음(-)전자의 이동에 의해 일어나는 산화와 환원의 관계인 것이다.

　《황제내경》●에 의하면 천지의 기에 조화보다 큰 것은 없다. 조화라는 것은 음과 양이 조화를 이룬 것이다. 낮과 밤이 나뉘어 만물을 낳는다. 쌓인 음은 가라앉고, 쌓인 양은 올라간다. 음양이 서로 접촉하여야 이에 조화를 이룰 수 있다.

　고대인들이 말한 음양이 양(+)이온과 음(-)이온임을 현대양자역학은 밝

● 황제내경(黃帝內經) : 유네스코 세계기록유산에 등재된, 가장 오래된 중국의 전통의학서. 기원전 2세기 이전 중국 전통의학의 이론과 실제를 요약하고 있다.

히고 있다. 체내의 정전기와 과전압, 그리고 활성산소의 증가는 체내 (-)전자의 수를 감소시키고 미세전류의 흐름을 방해하여 인체를 병들게 한다. 체내에 정전기와 과전압을 해소하고 (-)전자를 공급해주는 어싱접지은 건강에 활력을 증가시킨다.

신경 조직의 감응 전류가 순환을 방해받아 활력이 약해지고 지적 감수성이 둔해질 때에는, 사람의 도덕성을 일깨우는 일이 더욱 어렵다.(교육, 209) 어싱접지은 체내 미세전류의 흐름을 안정시켜 모든 병에 있어서 어떠한 치료법보다 탁월한 치유법이다.

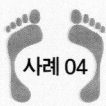

사례 04

**높은 베개는 인체의 기둥인 척추에
흐르는 미세전류를 방해한다!**

Q. 수년째 어깨와 왼쪽 어깻죽지 아래 등 부분이 밋밋하고 참을 만큼의 통증이 있어서 고통을 받아왔었습니다. 그러다가 우연히 홍 원장님의 건강강의에서 베개를 안 베고 자야 건강에 좋다고 하신 말씀을 들었던 기억이 있어 지금 실천하고 있습니다. 베개를 안 베고 잔지 얼마 되지도 않았는데 효과가 몰라보게 나타나고 있습니다. 옛말에 고침단명高枕短命이라는 말이 있긴 하지만 왜 베개를 베고 자면 건강에 좋지 않은 것인지 그 원리를 알고 싶습니다. 다시 한 번 홍영선 원장님께 감사의 말씀을 드립니다.

A. 인체의 모든 기관은 수면 중에 항상성이 회복됩니다. 척추도 마찬가지입니다. 척추 뼈 하나하나는 모두 근육이 제대로 잡아주어야 합니다. 높은 베개는 근육이 척추를 잡아주는 것을 방해합니다. 근육의 긴장과 이완을 인위적으로 틀기 때문입니다. 높은 베개를 사용하는 것은 대개 머리 쪽에 압력이 높아질 때 그

압력을 낮추기 위한 하나의 방편일 뿐입니다.

두뇌의 압력을 낮추는 가장 확실한 방법은 저녁을 굶는 것입니다. 스트레스나 술을 줄이는 것도 방법이 될 수 있겠지만 기본적으로 저녁만 굶는다면 베개를 사용하지 않아도 편안하게 잠들 수 있습니다. 그러면 근육이 스스로 수면 중에 척추를 바로잡게 됩니다. 베개를 베지 않고 자는 것이 다른 이에게는 불편해 보일지 몰라도 실제론 그렇지 않습니다. 만약 베개를 베야 한다면 최대한 낮게 베는 게 좋습니다. 자연치유를 방해하는 가장 큰 원인은 잘하려는 마음은 있는 데 막상 잘못하고 있다는 것입니다.

이번 기회를 통하여 많은 분들에게 도움이 되었으면 좋겠습니다. 좋은 질문 주셔서 감사합니다. 건강하시길 기원합니다.

• EARTHING CAMP
제21편

체내 정전기

모든 병은 결국 '체내 정전기 증후군'이라 해도 맞는 말 아닐까 싶다.
몸속에서 발생한 정전기의 폐해는 생각보다 심각하다.

체내 정전기 이론의 창시자이자 《모든 병은 몸속 정전기가 원인이다》●
의 저자 호리 야스노리 박사는 "어떤 질병이든 치료의 기초는 체내 정전기 제거"라고 말한다. 몸속의 정전기를 빼는 방법의 하나는 몸의 한 부위를 흙과 접촉시키는 것이다. 몸의 비만도만 본다면 씨름 선수들은 진작 큰 병에 걸렸어야 한다. 하지만 그들은 땀을 흘리고 흙 위에서 맨발로 운동을 한 덕에 큰 병에 걸리지 않는 것이다. 체내 정전기를 빼기 쉬운 환경에서 생활하기 때문이다. 그러나 안타깝게도 대부분의 현대인은 몸속에서 지속적으로

● 호리 야스노리, 《모든 병은 몸속 정전기가 원인이다》, 김서연 역, 전나무숲, 2013 .01 .17

발생하는 정전기를 빼는 것이 불가능한 환경 속에서 살고 있다. 신발이 일상화되는 바람에 신체와 흙의 접촉 시간이 확 줄었고, 도로는 콘크리트화되었으며, 콘크리트 건물 안에서 생활한다. 몸속 정전기의 양은 포화상태에 달했고 균형도 깨진 상태라고 추측할 수 있다. 그렇다고 아예 방법이 없는 것은 아니다. 몸속에 쌓인 정전기를 뺀다면 건강한 생활을 할 수 있다.

생활습관병●의 하나인 당뇨병은 췌장의 랑게르한스섬●에서 만드는 인슐린의 분비가 줄어들거나, 잘못된 식생활이 원인이 되어 발병한다고 알려져 있다. 그런데 호리 박사는 췌장의 랑게르한스섬에서 만드는 인슐린의 분비가 줄어드는 이유를 '체내 정전기'때문으로 보았다.

당뇨병 같은 생활습관병과 관련해서 최근 몇 년간 자주 언급되는 단어가 대사증후군이다. 대사증후군 환자는 체내에 지방이 많이 쌓인 사람들이다. 몸에 지방이 늘어나면 체내 정전기가 다량으로 쌓인다. 그리고 거기서 발생하는 벼락 또한 보통 전압 수준이 아니다. 그런 벼락 중 하나가 랑게르한스섬을 직격하면 당연히 그 기능이 저하되거나 교란 혹은 마비되어 당뇨로 이어지는 것이다.

이외에도 체내 정전기로 인해 생기는 증상은 많다. 몇 가지를 추리자면

● 생활습관병(lifestyle related disease) : 질병의 발생과 진행에 식습관, 운동습관, 흡연, 음주 등 나쁜 생활습관의 영향을 받는 질환군을 말한다.
● 랑게르한스섬(islet of Langerhans) : 독일의 병리학자 P. 랑게르한스가 발견한 췌장 내에 섬 모양으로 산재하는 내분비세포군을 말한다. 췌장 전체에 있지만 특히 췌장의 끝부분에 많다.

말초혈관의 혈액순환과 영양 공급을 방해해 부종을 일으키거나 면역력을 약화시켜 인플루엔자 바이러스에 쉽게 감염되게 만든다. 신경세포를 손상시킴으로써 정보 전달을 방해한다. 산화·환원반응을 일으켜 노화를 촉진시킨다. 근육의 기능을 저하시켜 근육 결림과 통증을 부르고, 입모근을 긴장시켜 아토피피부염을 일으키기도 한다. 또한 피부세포를 손상시켜 탈모를 촉진한다.

 벼락은 어디에 떨어질지 예측이 불가능하다. 떨어지는 장소에 따라 질병의 이름이 달라진다. 그만큼 체내 정전기와 관련된 질병이 많다는 뜻이다. 그렇다면 모든 병은 결국 '체내 정전기 증후군'이라 해도 맞는 말 아닐까 싶다. 이처럼 몸속에서 발생한 정전기의 피해는 생각보다 심각하다. 해결책은 단 하나, 몸속에 쌓인 정전기를 빼는 것이다.

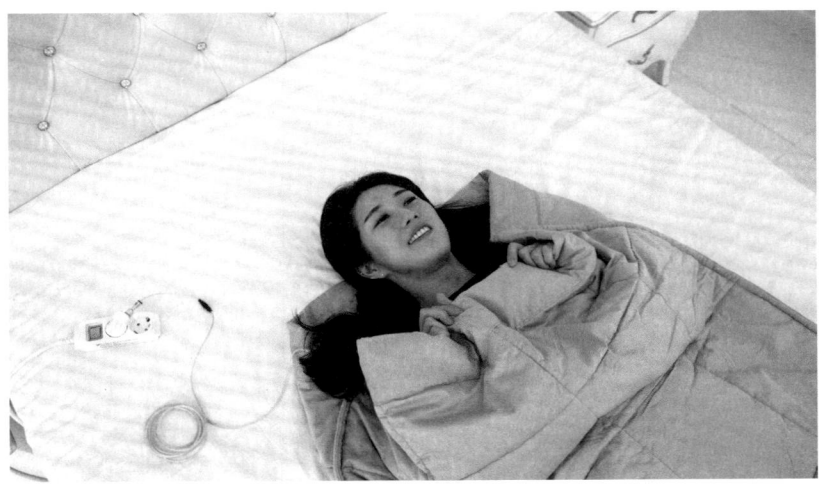

〈그림〉 어싱 침낭

수면 시간은 7시간 정도로 제한하고, 더 오래 자고 싶다면 5시간 간격으로 일어나서 손을 씻거나 정원에 나가 흙을 만지는 식으로 몸속 정전기를 빼낼 필요가 있다. 이러한 수면 습관은 몸이 아플수록 더 지켜야 한다. 맨발로 흙 위를 걷고, 땅에 손을 대기만 해도 몸속 정전기가 빠져나간다. 바닷물이 밀려오는 해변이면 더욱 좋다. 바닷물에 젖은 모래사장을 걸으면 정전기가 제일 잘 빠져나간다. 밭일을 하거나 정원을 가꾸는 방법도 효과적이다. 밖에서 흙을 주무르다 보면 기분도 개운해진다. 낚시도 좋다. 바닷물에 손을 담그고 바위나 흙을 만지다 보면 자연스럽게 정전기가 빠져나간다.

호리 야스노리 박사는 체표 정전기보다 훨씬 골치 아픈 질병을 만들어내는 원흉이 바로 체내 정전기라고 말한다.●

한국의 도시인이 (-)전자의 보고인 땅에 맨발 어싱접지을 하며 생활하는 것은 거의 불가능하다. 전기·전자공해 시대에 우리는 진정한 어싱의 삶이 필요함을 각성해야 한다. 요즘은 어린아이들의 놀이터마저도 모래땅 위가 아닌 실내에 짓는다. 흙장난 하던 나의 어린 시절을 생각하면 땅을 접하지 못하는 도시에 사는 아이들이 참 불쌍할 따름이다.

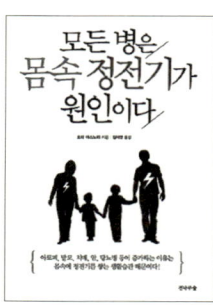

〈그림〉 호리 야스노리의 저서
《모든 병은 몸속 정전기가 원인이다》

● 전나무숲 출판사 블로그 : http://blog.naver.com/firforest

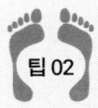

기상병(불안감·두드러기·맹장염), 저기압이 원인이라고?

우리 몸에는 기본적으로 현 상태를 유지하려는 조절 기능이 있다. 그런데 날씨 변화에 따라 조절 기능이 저하되면서 여러 가지 증상이 나타나는데, 이를 기상병이라 한다. 비가 내리는 저기압이 계속되면 각종 질환이 유발되거나 악화되기 쉽다. 저기압의 영향을 받는 기상병에 대해 알아보자.

구름이 잔뜩 끼거나 비가 오기 전날 두통이 생기는 사람들이 있다. 기상의학에서는 이러한 증상이 나타나는 원인을 대기 중 양이온과 음이온의 비중이 변하기 때문이라고 설명한다. 평소에는 지표면 근처에 음이온이 많지만, 저기압이 형성되면 양이온이 많아진다. 이렇게 대기 중 음이온과 양이온의 비율이 갑자기 달라지면 체내의 세로토닌 분비량이 줄어드는데, 세로토닌 감소는 두통의 유발 요인으로 알려져 있다. 비 올 무렵 관절 통증도 기압 변화로 인해 나타난다. 맑은 날에는 관절 내부 조직이 외부 기압과 평형을 이루고 있는데, 기압이 낮아지면 관절 속 압력이 높아지면서 관절액이 팽창해 연골과 활액막을 자극하면서 통증이 온다.

정신질환인 불안증도 기상병의 일환으로 나타날 수 있다. 저기압 전선이 접근하면 신경전달물질인 아세틸콜린이 증가하여 자율신경이 교란돼 불안증이 증가하는 것으로 알려졌다. 비가 오기 전날 온몸에 두드러기가 나는 사람도 있다. 이는 '콜드 알레르기'라는 기상병의 일종으로, 장에서 생리작용을 조절하고 신경전달을 하는 물질인 히스타민이 피부에 알레르기성 발진을 일으킨 것이다. 맹장염은 날씨로 인한 저기압뿐 아니라 비행 중 기내 기압이 낮아졌을 때도 많이 발생하는 것으로 보고돼 있다. 정확한 원인은 밝혀지지 않았지만, 기압이 낮아지면서 히스타민 분비량이 늘어 염증이 유발되는 것으로 추정한다.●

적도 부근은 뜨거운 태양의 열기로 공기가 팽창하면서 열기가 위로 올라간다. 열기로 증발된 수증기는 구름의 형태를 가지지만 구름 아래쪽의 공기 밀도가 낮은 저기압 상태로 인해 구름이 낮게 자리 잡는다. 저기압의 구름은 아래쪽이 (−)전자 위쪽이 (+)전자를 가진다. 이로 인해 비구름이 몰려올 때 구름 아래 (−)전자에 대전되기 위해 땅위에 양(+)이온의 밀도가 높아지면서 인체 내의 전자의 흐름이 깨어져서 건강에 이상이 온다. 비 오

● 한희준 외, "불안감 두드러기 맹장염… 저기압이 원인이라고?", 헬스조선, 2014. 8. 5.

기전 몸이 쑤시고 아픈 이유이다.

전자는 기능성을 갖는 제4의 물질로서 고체, 액체, 기체 어느 곳에나 반드시 존재한다. 음이온이란 (-)전자이다. 이온은 전기를 띠는 원자나 원자단을 일컫는 말로, 양극으로 향하는 것을 음이온, 음극으로 향하는 것을 양이온이라고 한다.

● EARTHING CAMP
제22편

비만과 식욕

> 과식 역시 다른 죄악과 마찬가지로 좋지 않다.
> 우리는 그 사실을 간과한다. _톨스토이

비만도 병이다. 그런데 정작 문제는 비만이 아니라 식욕이다. 밭에서 맨발로 땀 흘리며 열심히 일을 할 때에는 식사 시간이 지나도 배고픔을 그리 느끼지 못한다. 그런데 비가 와서 아무런 일도 하지 않고 있으면 무엇인가 먹고 싶은 충동이 든다. 놀다 보면 왠지 무엇인가 자꾸 먹고 싶고 허기를 느낀다. 왜 그럴까?

인체에는 두 가지를 동시에 느끼는 신경계가 있다. 어떤 신경계는 통증과 열을 동시에 느낀다. 췌장암 환자는 통증의 고통을 이기기 힘들 때 젖은 물수건을 배에다 대고 뜨거운 다리미로 지진다. 온 배가 화상 자국이다. 얼마나 고통스러우면 그렇게 할까? 믿기지 않겠지만 사실이다.

또 음식을 요구하는 신호와 신선한 공기를 요구하는 신호를 전달하는 어떤 신경계는 동일하다. 부부가 다투면 흔히 남편은 집을 나간다. 그러면 부인은 화가 나서 음식을 양껏 먹고 잠을 잔다. 사람의 인체는 스트레스를 받으면 독성물질을 생성하고, 도주본능을 일으키며, 에너지를 태울 산소를 대량으로 요구한다. 부부싸움을 한 후 부인이 느낀 식욕은 스트레스를 받아서 나타난 것이다.

농부가 밭에서 열심히 일할 때, 체내 조직의 마찰로 엄청난 정전기가 발생한다. 땀을 흘리면 정전기는 피부를 통해 사라진다. 신선한 공기를 호흡하는 과정에서 날숨에 의해 체내 정전기를 해소한 것이다. 또한 맨발로 땅을 밟는 접지를 통해 체내 정전기를 내보낼 수 있고, 이를 통해 전자(-)가 체내에 원활하게 공급되어 노동이란 과정을 즐기고 스스로 만족함으로써 식욕을 진정시킨다. 결국 양전자가 뭉쳐있는 정전기의 해소가 약인 것이다.

이러한 환경을 갖추기 힘든 현대인들에게 다른 대안은 없을까? 하루 일과를 마친 저녁에 음식에 대한 욕구가 강렬하게 온다면 냉수 샤워를 길게 해보라. 스트레스로 인해 쌓인 몸속 정전기가 물과의 접지를 통해 해소되고 과전압이 사라진다. 흥분이 가라앉고 식욕이 안정되며 기분이 상쾌해진다. 그리고 체내 정전기를 해소할 전자를 충분히 공급해주는 접지패드 위에서 일찍 잠을 자보라. 아침에 당신의 몸이 말하는 음성을 듣게 될 것이다. 하룻밤 만에 자신이 영적인 존재가 됐음을 발견하게 될 것이다.

완벽한 설계는 더 이상 추가할게 없는 것이 아니라 더 이상 제거할 것이 없는 것이다. 품질은 검사되는 것이 아니라 계획되는 것이다. 이러한 방법으로 생활하다보면 이것이 당신의 몸에 꼭 맞는 맞춤 건강법임을 깨닫게 될 것이다. 더불어 아침과 점심은 오로지 곡류볶은곡식과 떡 중심의 건강식으로 충분히 잘 먹기를 권한다.

빌게이츠는 "사람들에게 문제점을 보여주고 해결방식을 제시하면 사람들이 실천에 옮기리라 믿는다."고 했다. 톨스토이는 《살아갈 날들을 위한 공부》에서 "과식 역시 다른 죄악과 마찬가지로 좋지 않다. 그런데 우리들은 그런 사실을 간과하곤 한다. 우리들 대부분이 그 죄를 범하고 있기 때문이다."라고 했다. 우리는 식욕 때문에 비만을 비롯한 많은 병들을 몸으로 끌어들였지만, 지금은 식욕을 억제하기보다는 식욕을 다스리는 올바른 방법이 필요한 때이다.

호리 야스노리 박사는 몸에 지방이 늘어나면 전기가 흐르지 않는 절연체인 체내 지방과 글리세린에 정전기가 다량으로 쌓인다고 했다. 과다한 체내 정전기(+)는 전자(-)를 강력히 요구하고 이것은 비이성적 식욕으로 표출된다. 요약하자면 결국 지방 속의 정전기가 식욕을 증가시킨다. 이 때문에 어싱은, 컴퓨터와 스마트폰 그리고 온갖 전자제품에 싸여서 사는 현대인이 반드시 수행해야 할 건강법이다.

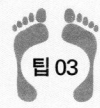

팁 03

'볶은곡식 건강법'에 감사하다

나는 위장이 좋지 않아 몇 십 년 동안 위암 공포증에 사로잡혀 있었다. 감자 생즙을 10년 동안 갈아서 마셨다. 그러다 지난해 11월 지인을 통해 '홍영선의 볶은곡식' 사이트를 알게 되었다. 첫날 건강강의에서 볶은곡식과 현미 떡으로 하루 두 끼는 충분히 먹고 저녁을 굶으라는 말을 듣고, 저녁을 굶었다.

형편이 어려워 집에서 볶은곡식을 만들어 먹었다. 볶은곡식을 먹고 저녁을 굶으니 바로 다음날부터 황금변을 보았다. 충격이었다. 저녁을 굶고 소금물을 마시니 그날로 위장이 편안해졌다. 63kg이었던 몸이 가뿐해진다 싶어 몸무게를 재보았더니 체중이 12kg나 빠져 있었다. 그 후로 5개월째 체중을 유지하고 있다. 24시간 몸 상태는 가볍고 상쾌하다.

3주 전부터 은사패드에 대한 강의가 나왔는데 듣는 첫날부터 구입하고 싶었다. 원장님 강의를 듣고 집에 있던 돌침대를 치워 버렸다. 돌침대에서 자면 온몸이 붓고 목이 말랐다.

4년 동안 거의 24시간 스마트폰을 붙잡고 살았다. 잠잘 때도 머리맡에 두고 수면을 취했다. 오른손은 통화 중에도 다른 곳에

비만과 식욕 | 149

써야 하기 때문에 주로 왼손에 폰을 잡고 귀에다 댔었는데, 언제부턴가 왼쪽 손과 팔이 떨리고 어깨, 등 쪽에 통증이 생겼다. 처음에는 담이 들린 줄 알았다. 지난 주에 남편과 함께 원장님을 찾아가 상담을 받고, 은사패드와 음이온이불을 덮고 잠을 청했다. 은사패드에서 자고난 느낌은 환상적이었다. 따뜻해서 좋았고 신기했다. 겨울마다 전기장판을 써왔던 터라 전자파가 걱정이었는데, 걱정이 날아가 버렸다. 그 날 눕자마자 아픈 팔, 어깨, 등에서 반응을 느꼈다. 예민해서 느낄 수 있었다. 어깨와 등 쪽의 통증이 사라졌다.

남편은 체중이 51kg, 체온이 33~34도인데 여름에도 양말을 신고, 이불을 덮고 잔다. 건강검진 결과에 따르면 빈맥에다, 왼쪽으로 가는 혈관이 다 막혀 한 마디로 몸 상태가 '비상사태'라고 했다. 목소리에서도 숨 끊어지기 전에 발하는 쇳소리가 난다고 했다.

남편은 7일 밤을 은사패드에서 잤는데 너무 좋다고 했다. 느낌을 물어보니까 몸이 후끈후끈하고 덥다고 했다. 한여름에도 춥다는 사람이 이제는 따뜻하다며 깊은 잠을 잔다. 좋다는 생각만 하는 것이 아니라 몸이 원하는 게 무엇인지를 바로 아는 것이 얼마나 중요한지 경험하게 되었다.

지금 볶은곡식 건강법을 알게 됨을 감사드린다.

홍희순

제23편

양자역학과 소금 이야기

> 소금은 좋은 것이되 만일 소금이 그 맛을 잃으면
> 무엇으로 이를 짜게 하리오.
> 너희 속에 소금을 두고 서로 화목하라 하시니라. _막 9:50

미시微示 세계를 연구하는 학문이자 원자나 원자보다 작은 대상에서 일어나는 일들을 설명하는 이론이 양자역학(양자물리학)이다. 파동입자이중성波動粒子二重性, waveparticle duality은 모든 물질이 입자와 파동의 성질을 동시에 지닌다는 뜻이다. 고전역학에서는 파동과 입자가 매우 다른 성질을 지니지만, 양자역학에서는 하나의 개념으로 통합한다.

역사적으로 파동입자이중성은 빛이 과연 입자인지, 파동인지에 대한 논란으로부터 비롯되었다. 이후 빛이 두 가지 성질을 모두 지닌다는 사실이 실험을 통해 증명되었고, 빛뿐만 아니라 다른 모든 물질도 입자와 파동의 성질을 둘 다 지닌다는 사실을 발견했다. 아인슈타인은 광자의 에너지가 광자의 진동수와 비례함을 보았다. 즉, 입자의 성질을 가진 광자와 파동이 가진 성질인 진동수를 동시에 표현한다는 것을 증명했다.

물리학에서 양자量子, quantum는 플랑크 상수 단위를 가지고 있는, 나눌 수 없는 물리량을 뜻한다. 이 물리량은 기초 입자의 에너지, 운동량과 관련되어 있다. 양자가설은 독일의 물리학자 막스 플랑크Max Planck가 최초로 흑체 복사를 '빛에너지는 연속한 게 아니라 덩어리로 되어 있다'는 내용의 가설을 증명하면서 세상에 처음 알려졌다. 양자역학은 빛과 물질을 완전히 동일하게 보는 이론이다.

빛 덩어리가 어떻게 1초에 30만km씩 달릴 수 있을까? 인간의 두뇌로는 설명되지 않는 논리이다. 양자역학 연구자들의 푸념을 들어보자. 미국 물리학자 리처드 파인만Richard Phillips Feynman은 "그 누구도 양자역학을 이해하지 못한다고 말하는 것이 좋을 것 같다. 양자역학을 이해한 사람은 아무도 없다고 말해도 별로 화내는 사람은 없을 것."이라고 했고, 덴마크 물리학자 닐스 보어Niels Bohr는 "양자역학을 연구하면서 머리가 어지럽지 않은 사람은 그걸 제대로 이해하지 못한 것."이라고 했다. 심지어 영국의 물리학자이자 수학자인 로저 펜로즈Roger Penrose는 양자역학에 대해 "이론이 실험과 믿을 수 없을 만큼 일치하고 동시에 심오한 수학적 아름다움을 가졌지만, 전혀 말이 되지 않는다."라고 했다.

리처드 파인만은 또 이렇게 말했다. "우리는 고전적인 방법으로는 해석이 불가능한, 그러니까 절대로 불가능한 현상을 연구하려고 하고, 이 현상은 양자역학의 핵심을 담고 있다. 사실 이 현상에는 수수께끼만 있을 뿐이다. 우리가 이 현상의 원리를 설명한다고 해서 그 수수께끼가 사라지게 할 수는 없다. 다만 우리는 그 현상의 원리를 제시할 따름이다. 동시에 모든 양자역학의 기본적인 특이점도 함께 말이다.'

창조주로부터 오는 생명에너지를 가장 잘 흡수하는 안테나는 바로 물이다. 세상에서 물이 가장 많은 곳은 바다이다. 이 물은 1초에 1조 번까지 진동한다. 하늘에서 오는 생명형태장 에너지는 파동으로 물에 전사된다.

순수한 물이 아닌 자연수는 대개 미네랄과 니켈, 철, 코발트, 칼슘, 마그네슘, 구리, 아연 같은 천연 미량금속을 내포하고, 양이 극히 희소한 원자번호 57~71번까지의 15가지 원소와 스칸듐, 이트륨을 더한 17가지 원소를 일컫는 희토류, 그리고 산소를 함유하고 있다. 미네랄과 미량금속은 자성이 매우 강해서 일단 자화磁化되면 자기를 간직하는 능력이 있다. 반면 산소는 자성이 약해서 자기원이 있는 동안에는 자성을 가지지만 거기서 멀어지면 자성을 잃어버리는 성질이 있다.

질병치료를 위해 파동수를 만들 때는 물을 병속에서 흔들어주는 것이 핵심이다. 바다는 파도와 태풍을 통해 계속적으로 하나님의 생명파장을 모든 물에 전사한다. 미네랄과 미량금속, 산소가 다 함께 녹아있는 물은 지능이 있는 물질이라고 해도 될 만큼 기억력이 뛰어나다. 카드나 통장 뒤에는 자기테이프가 붙어있다. 자기테이프는 파장을 기억하는 능력이 탁월하다. 90여 종의 다양한 광물을 품은 바닷물 역시 하나님의 생명파장을 간직한 자기테이프와 같다. 그리고 그 바닷물을 증발시켜 만든 천일염은 생명형태장 파장을 간직한 생명의 보고이다. 성경에 기술된 소금의 역사를 살펴보자.

그것으로 향을 만들되 향 만드는 법대로 만들고 그것에 소금을 쳐서 성결하게 하고[출30:35]

네 모든 소제물에 소금을 치라. 네 하나님의 언약의 소금을 네 소제에 빼지 못할지니 네 모든 예물에 소금을 드릴지니라.[레2:13]

이스라엘 하나님 여호와께서 소금 언약으로 이스라엘 나라를 영원히 다윗과 그 자손에게 주신 것을 너희가 알 것이 아니냐[대하13:5]

나 여호와 앞에 받들어다가 제사장은 그 위에 소금을 쳐서 나 여호와께 번제로 드릴 것이며[겔43:24]

소금은 좋은 것이로되 만일 소금이 그 맛을 잃으면 무엇으로 이를 짜게 하리요. 너희 속에 소금을 두고 서로 화목하라 하시니라[막9:50]

하나님께 드리는 모든 소제물에 소금을 뿌려서 정결하게 하였다. 예수 님께서는 그 어떤 먹거리에 대해서도 이와 같이 적용하지 않으셨지만 단 하나 "소금은 좋은 것이로되"라고 하셨다. 소금은 하나님의 생명파장을 간직한 입자이기 때문이다.

한국해양연구원 부설 극지연구소KOPRI의 홍성민 박사는 프랑스, 이탈리아 과학자들과 함께 한 국제 공동연구를 통해 지구로 떨어지는 운석이 지금도 연평균 7만 8,000톤에 달한다고 밝혔다. 구름 속의 물 분자는 운석이 대기권에 들어올 때 타버린 금속이온에 생명형태장 에너지를 전사시킨다. 그리고 이것은 비가 되어 땅에 내린다. 지하수를 뽑아서 식물을 재배할 때와 빗물로 식물을 재배할 때를 비교하면, 빗물이 식물을 성장시키고 열매 맺게 하는 능력이 탁월함을 알 수 있다. 빗물의 생명파장이 가장 강력하기 때문이다.

어른들은 누군가 집에 와서 기분 나쁘게 하면 재수 없다며 소금을 뿌리라고 한다. 아이가 오줌 싸면 마을을 돌면서 소금을 얻어오게 하는 풍습도 있었다. 밤에 오줌을 싸는 아이는 '몸이 허약해서'라고 생각한 것이다. 어른들은 아이에게 깃든 나쁜 기운을 소금이 몰아낸다고 믿었다. 아이가 마을 사람들로부터 소금을 받아오는 행위는 소금의 기운을 받아 건강하게 자라기를 기원한 것이다.

어쨌든 이 모든 것은 파장의 문제이다. 하나님께서는 모든 사람에게 반드시 필요한 것을 가장 넉넉하게 주셔서 값이 싸게 하셨다. 오늘날에는 저염도 소금부터 죽염까지 매우 다양한 소금을 사람들에게 보급하고 있다. 소금에 대한 각자의 견해가 어떠하든 양자역학적 측면에서 금속이온이 풍부한 천일염의 실체를 이해함이 중요하다.

생명형태장 에너지의 보고인 소금 섭취를 하루만 걸러도 우리는 몸이 요구하는 소리를 듣게 된다. 땀을 흘릴 때 배출하는 소금은 체내의 정전기를 제거한다. 나트륨과 금속이온은 체내 정전기를 공기 중으로 내보내 제거하는 반 접지 매체이다. 운동과 노동 등을 하며 땀을 흘리는 것은 체내 정전기를 해소하는 데 반드시 필요한 과정이다.

제24편

오르곤 생명에너지

> 에너지를 집중시키기 위하여 미네랄_{광물}이 풍부한 천일염과 볶은곡식, 놋그릇의 사용은 필수이다.

빌헬름 라이히는 정신분석학의 아버지인 프로이드의 제자이다. 라이히는 25세에 의학박사가 되었으며 의학뿐만 아니라 물리학, 수학, 철학, 심리학, 기상학, 천문학, 천체우주학 등 다방면에 능통하여 20세기 천재 중 한 명으로 일컬어진다.

라이히는 생명의 원천을 에너지 형태로 확인하기 위해 세포 원형질체와 무기물질을 현미경으로 분석한 결과, 미지의 푸른빛을 내는 소포체 vesicle를 발견했다. 소포체의 규칙적인 운동과 맥동, 그리고 파동 방사까지 관찰한 그는 이 물질이 생명과 창조의 원천을 구성하는 에너지 방사체라 주장하며 '바이온 Bion'이라고 명명하였다. 후에 많은 양자물리학자들은 바이온에서 나오는 에너지가 일반 전기에너지와 전혀 다른 성격을 가진 것을 확인하고 영점 에너지zero point energy, 스칼라 에너지scalar energy, 오르곤 에너지orgone-energy 등으로 명명했다. 또한 인체가 가진 특별한 에너지를 두고 바이오필드 에너지, 타키온tachyon 에너지, 생명력 에너지 그리고 동양에서는 프라나 또는 기氣 에너지라고 불렀다.

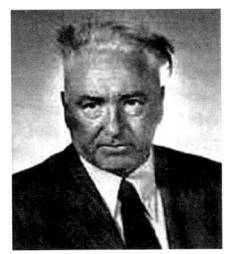

빌헬름 라이히

위대한 기氣 과학, 신과학의 선구자 빌헬름 라이히는 대기에 존재하는 오르곤 에너지를 발견한 후, 본격적으로 기氣 배터리라고 할 수 있는 오르곤 에너지 집적기 제작에 착수했다. 내벽에는 얇은 철판 층을 대고, 그 바깥쪽에는 면 또는 글라스 울 등의 단열재를 감았다. 그리고 제일 바깥쪽을 나무 또는 프레스합판으로 둘러쌌다. 이 같은 배열을 통해 대기 중의 오르곤 에너지를 상자 속에 강하게 응집했다. 오르곤 에너지를 유기물이 끌어당겨 흡수하게 하고, 끌어당긴 오르곤 에너지를 금속표면에서 반사시키는 기본적인 원리를 적용한 것이다. 유기물은 오르곤 에너지를 끌어당겨 흡수하려는 성질이 강한 반면에 금속물체는 오히려 끌어당긴 후에 다시 반사시키는 성향이 있었기 때문이다. 라이히는 이러한 실험결과들을 응용해 대기 중의 오르곤 에너지를 집적할 수 있는 특수한 상자를 만들었다.

라디오 소리가 잡음이 심할 때, 손으로 안테나를 잡아주면 유기체인 몸에 흡수된 전파가 금속안테나를 통해 파장의 흡수를 증폭시켜 라디오 소리가 잘 들리는 것과 같은 원리이다. 오르곤 집적기Orgone Accumulator라는 이 상자는 어떻게 오르곤 에너지를 흡수하여 집적하는 것일까? 오르곤 에너지에 대한 성질이 서로 상이한 두 가지 이상의 재료들이 한 방향으로 배열되어 있으므로 오르곤 에너지 흐름도 역시 한 쪽으로 향한다. 즉, 오르곤 에너지 흐름은 흡수성이 강한 유기물질 쪽에서 반사성이 강한 금속물체 쪽으로 방향성을 갖는 것이다. 이러한 과정을 거쳐 오르곤 집적상자 내부에는 점차 오르곤 에너지가 축적되는 것이다.

실제로 이렇게 수 겹의 재료로 만들어진 오르곤 집적상자는 내부에 오르곤 에너지를 강하게 집적시켰으며 이 장치를 통해 라이히는 더욱 다양한 실험을 행할 수 있었다. 이 집적장치는 그 후 주로 의료기기로 사용했다. 소형 전화박스 크기만 한 오르곤 집적박스 안에 사람이 들어가서 휴식을 취하는 것만으로도 다양한 질병을 치료하고 건강을 되찾는 결과를 낳았다.

라이히는 1940년 12월에 최초의 인체용 오르곤 집적상자를 만들어 사용했다. 마찬가지로 상자의 외부 쪽은 나무 또는 합판으로 된 유기물 재료를 사용했고, 내부 쪽에는 철판 소재를 사용해 제작했다. 라이히에 의하면 금속재료 중엔 철이 가장 좋고 알루미늄은 의료 목적으로 쓰기에는 부적합하다고 한다. 이 집적상자는 공중전화박스의 높이를 약간 낮춘 듯한 크기로, 상자 내부에는 좌석이 달려있어서 사람이 앉아 휴식할 수 있도록 만들었다.

이후에 보다 편리한 오르곤 집적기기로서 오르곤 집적매트와 오르곤 집적투사기 등이 별도로 만들어졌다. 이 기기들도 오르곤 집적상자와 마찬가지로 거의 대부분의 환자들에게 치유효과가 있었다. 라이히가 개발한 오르곤 집적상자를 이용해본 환자는 암을 포함하여 대부분의 병세가 훨씬 호전되고 건강이 회복되는 것을 실제로 체험했다.●

 나에게 특별한 영감을 준 것은 빌헬름 라이히였다. 나는 빌헬름 라이히가 만든 오르곤 직접상자가 성소聖所와 같은 구조임을 깨달았다. 단순히 어싱접지만 한다면 어싱베개 하나면 되지만 생명에너지를 인체에 증폭시키고자 한다면 몸 전체에 영향을 미치는 어싱패드가 필요하다. 나는 여기서 더 나아가 빌헬름 라이히가 만든 오르곤 직접상자에 착안하여 생명에너지를 증폭시켜주는 은사침낭을 만들었다. 몇 시간 오르곤 직접상자 안에 들어가 있는 것이 아니라 수면 중에 은사침낭 안에서 잠을 자자는 것이다.

 에너지 증폭을 위해 은사의 밀도를 높였다. 이 침낭은 얇아서 겨울에 밖에서 잠을 잘 때에는 침낭 안에 들어가는 내피로 쓴다. 집에서 쓸 때는 침낭 밑에 요를 깔고 이불을 덮고 자기도 한다. 침낭이나 요, 이불 등의 유기물은 오르곤 에너지를 흡수하여 은사 쪽으로 강하게 집중시킨다. 나는 은사침낭 안에 초산동아세트산구리으로 매염한 인견 내피를 하나 더 넣어 증폭시켰다. 그리고 생명에너지를 한 번 더 증폭시키기 위하여 금과 은으로 된 성소의 계시를 따라 금목걸이와 은목걸이, 은팔찌, 은발찌를 차고 잠을 잘 때 훨씬 더 큰 경험을 하게 되었다. 몸 안으로 오르곤 생명에너지를 집중시

● MY WAY 블로그북 : http://blog.daum.net/green8

키기 위하여 미네랄광물이 풍부한 천일염과 볶은곡식, 놋그릇의 사용은 필수이다. 결국 인체는 에너지체이며 전자의 활동에 의해 생명력이 존재하는 하나의 전자기기임을 알게 되었다.

성막聖幕, tabernacle은 출애굽한 모세가 시내 산에서 하나님의 계시에 따라 만든 예배 장소로, 이스라엘 백성들이 제사를 모시기 위한 이동식 성전이다. 이 성막의 구조는 은판 위에 조각목을 금으로 싼 성소벽 위를 가늘게 꼰 베실(흰색), 청색, 자주색, 홍색 실로 천사들을 정교하게 수놓아서 덮은 것이다. 덮개는 염소털로 짠 길이 30규빗, 세로 4규빗의 막 11개를 이어서 만들고, 숫양가죽을 붉게 물들여 만들었다. 그리고 해달의 가죽으로 광야의 햇빛과 날씨에 강한 내구성을 갖도록 했다. 성막의 뜰은 세마포로 휘장을 치고, 기둥의 밑판은 놋이고, 윗부분의 가름대와 갈고리는 은으로 하였다. 피라미드가 오목렌즈처럼 에너지를 흩는 구조라면, 성소는 빌헬름 라이히가 말한 것처럼 볼록렌즈처럼 에너지를 모으고 증폭시키는 구조이다.

참된 과학에 대한 지식은 힘이며, 지구 역사의 마지막 장면들 앞에 있을 사업을 위한 준비로서 우리 학교에서 이 지식을 가르치도록 하는 것이 하

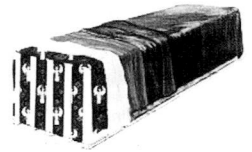 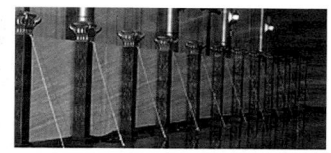

성막(좌) | 머리 쪽 은 갈고리와 놋 판으로 고인 성막 기둥(우)

나님의 목적이다.(부모와 교사와 학생에게 보내는 권면, 19)

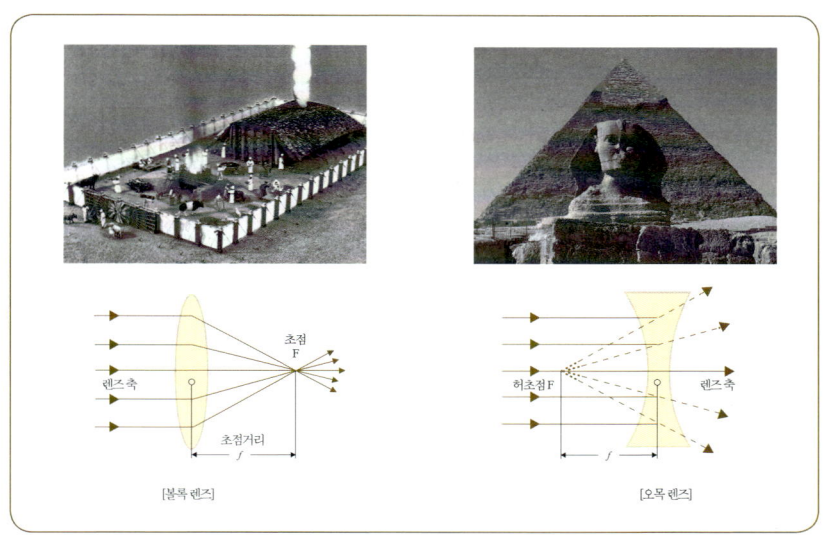

성소(좌) | 피라미드(우)

● EARTHING CAMP
제25편

시알산

> 육체의 생명은 피에 있음이라 _레17:11
> 모든 생물은 그 피가 생명과 일체라 _레17:14

인체의 혈관 길이를 모두 합하면 지구를 세 바퀴 돌릴 수 있는 12만km이다. 우리 몸의 피는 체중의 약 8% 정도이다. 심장은 1분에 약 60~70회 박동을 하는데, 한 번 박동할 때마다 약 70ml 내외의 피를 내보내므로, 1분에 약 5L의 피를 내보낸다. 건강한 성인의 맥박 수는 하루에 8만 6천 회, 1년에 3천만 번을 뛴다. 여성의 맥박 수는 남성보다 1분에 6~8회 더 많고, 유아는 1분에 약 130회 뛴다. 혈액은 초속 60m로 이동하고, 분속으로는 3,600m, 시속으로는 216km로 서울에서 이 속도로 출발하면 부산까지 2시간이면 도달할 수 있는 속도이다.●

● 서울시 과학학습 동기유발 자료집 272

하지만 혈관은 여러 가닥으로 나뉘어 순환하므로 실제 속도는 그렇게 빠르지 않다. 혈액이 동맥을 따라 흐르는 속도는 대동맥부에서 초속 20~60cm, 혈관 지름이 좁아질수록 혈관 벽의 마찰저항 때문에 속도가 떨어진다. 혈액이 심장을 나온 뒤 다시 심장으로 되돌아오기까지의 시간은, 혈액이 어디로 흐르는지에 따라 다르지만 팔꿈치 근처에서 측정하면 약 18초 정도이다.●

모세혈관은 직경이 1mm의 1,000분의 1 정도 되는 매우 가느다란 혈관이다. 몸 구석구석까지 분포하고 있으며, 단단한 뼛속에도 들어있다. 모세혈관이 없는 곳은 연골조직과 눈의 결막, 수정체 정도이다. 이들은 동맥과 정맥을 연결한다.

혈액순환이 정상적으로 이루어지기 위해서는 어떤 조건이 필요할까? 시알산sialic acid은 당단백질이나 당지질의 구성 당으로서 널리 발견되는 아미노산으로, 마이너스 전하를 가지고 있다. 따라서 시알산으로 구성된 적혈구와 시알산으로 코팅되어 있는 혈관벽 역시 (-)전하를 띤다. 혈관벽을 따라 흐르는 적혈구는 (-)전하끼리의 반발反撥작용으로 인해 부드럽게 나아갈 수 있다. 그런데 앞서 말했듯이 볶은곡식에도 (-)전자가 풍부하다. 시알산이 음식과 잘 섞이도록 볶은곡식을 충분히 씹고 침과 함께 삼키면, 시알산이 적혈구와 혈관벽을 (-)전자를 띠게 해 서로 엉겨 붙지 않고 혈액을 잘 돌게 만들 수 있다. 자기부상열차가 자석의 반발력으로 공중에 떠서 마찰 없이 달리는 것처럼 말이다.

● [위키백과] 양자역학

몸이 긴장상태에 놓이면 도주본능이 생기고 에너지 대사가 높아지면서 산소 요구량이 증가한다. 이 때 인체는 체내의 물을 분해하여 직접 산소를 발생시키는데, 이 과정에서 짝을 잃은 전자를 가진 불안정한 산소인 활성산소가 만들어진다. 이 활성산소가 (-)전자를 찾아다니는 과정에서 체내는 (-)전자 부족 상태가 된다. 혈액 속 (-)전자의 균형이 깨져 일부 혈관이나 적혈구가 (+)전자를 띠게 되면 혈액이 엉기고 마찰전기가 생긴다. 이로 인해 얼굴과 눈 주위의 부종, 눈의 피로와 갈증, (-)전자에 대한 부족으로 인한 식욕증가, 혈압상승, 불면증, 심리적 불안, 통증 등 여러 증세가 나타나게 된다.

애초에 몸을 긴장상태로 만드는 가장 큰 원인은 전자파 공해다. 체내에 (-)전자를 가진 시알산이 부족하면 면역기능과 생명력은 크게 떨어진다. 시알산을 가장 많이 함유한 식품은 제비집이다.

아나츠바메는 전체 몸길이가 10~15cm쯤 되는 작은 제비이다. 말레이반도, 바바섬, 수마트라섬 등 동남아시아에서도 극히 한정된 지역에 살며, 최대 서식지는 인도네시아다. 아나츠바메는 산란기마다 타액선이 발달하는데 여기서 분비하는 침을 굳혀 약 1개월 동안 둥지를 만든다. 둥지 색은 침의 색깔에 따라 백색이나 적색, 또는 흑색이다. 침이 굳어지면 반투명한 백색 젤리형태가 되는데, 순도가 높은 백색일수록 귀하다.

제비집에 포함된 시알산은 로열젤리에 들어 있는 양보다 200배 많다. 고급 요리의 재료나 한방약으로 주로 사용하는 제비집은, 바다제비가 산란기에만 분비하는 특별한 침으로 만든 것을 말한다. 처마 밑에서 자주 볼 수 있는, 진흙이나 작은 나뭇가지들로 만들어진 제비집과는 완전히 다르다.

중국 남부를 비롯해 인도차이나반도와 면한 남중국해 연안의 산과 절벽에 사는 바다제비의 일종을 금사연金絲燕이라 하는데, 매년 2월에서 7월까지 3회 정도 집을 짓는다. 금사연은 누에가 고치를 만들듯, 침샘에서 끈적이는 분비물을 뱉어내 머리를 저어가며 암벽에 발라 집을 짓는다. 첫 번째로 지어진 제비집을 최상품으로 분류하는데, 임금에게 진상했기 때문에 관연官燕이라 불렀다. 사람들이 채취하면 제비는 어쩔 도리 없이 집을 다시 짓는데, 침이 넉넉하지 못하여 털도 일부 섞어 만들기 때문에 모연毛燕이라 했다. 때로는 마른 침을 뱉다 보니 피를 토하기도 하는데, 이렇게 만들어진 둥지는 붉은 색을 띠고 있어 혈연血燕이라고 했다.

바다제비는 외부의 공격을 피하기 위해 낭떠러지 절벽에 둥지를 만든다. 그곳은 막 태어난 새끼에게도 결코 좋은 성장환경이 아니다. 갯바람에 시달려야 하고, 잡균의 침입에 노출되기 쉽다. 이처럼 가혹한 환경에서도 둥지가 새끼들을 지켜내는 것을 본 옛날 사람들은 제비 둥지에는 무언가 특별한 힘이 숨겨져 있을 것이라 보았다. 실제로 제비집은 오래 보관해도 벌레가 끼지 않고 곰팡이도 슬지 않으며, 수세미 같은 망상으로 되어있다. 물에 넣으면 약 20배까지 불어난다. 이러한 제비 둥지의 비밀은 바로 시알산에 있다.

중국 의약서《본초강목》에 의하면 제비집은 폐와 신장의 기능을 향상시키고 위를 보호하는 역할을 하는데, 전혀 부작용이 없다고 한다. 최근 건강식품으로 제비집을 가공하여 홍콩과, 일본에서 수입하고 있다. 이 상품의 성분을 살펴보면 수용성 단백질이 60%, 다종의 아미노산시알산과 수분이 10% 차지하고 있으며, 이외에도 섬유질, 탄수화물과 소량의 지방질, 칼슘, 비타민 B1, 칼륨, 인燐, 옥소 등의 미네랄을 포함하고 있다.

제비집은 아동의 발육을 촉진하고, 병후와 산후의 회복을 빠르게 하는 효능이 있다. 80년대 중반, 홍콩 중문中文 대학의 제비 둥지에 관한 연구결과에 따르면, 제비 둥지의 수용성 단백질에는 세포분열을 촉진하는 인자 Mitogenic Stimulation Factor와 표피성장 인자 Epidermic Growth Factor를 다량 포함하고 있으며, 인체의 자연 치유력을 높이고 면역력을 조절하는 기능이 있다고 한다.

이를 증명하기라도 하듯 많은 중국 의서에서는 제비집이 인체의 건강과 관련된 많은 통증을 없애는 데 놀랄 만큼 효과가 있다고 기록하고 있다. 예부터 제비집이 아름다운 피부와 건강유지를 위한 비법으로 사랑받아온 데에는 다 이유가 있었던 것이다.● 이것이 사실이라면 제비집은 인간의 아름다움과 건강을 위한 보물이 분명하다.

식용으로 사용되는 제비집의 주재료는 해초와 생선지느러미이며 교질 단백질이 풍부하여 강장효과가 크다고 알려져 있다. 《본초강목습유》●는 제비집의 효능에 대해 "피부를 윤택하게 하고 혈액에 유익해서 사람의 생기를 북돋워준다"고 했으며, 청나라에 와서는 제비집을 두고 "음陰을 기르고

● 월간 레미콘 아스콘 골재, 2014. 9. 21.
● 본초강목습유(本草綱目拾遺) : 중국 청나라 조학민(趙學敏)이 편찬한 본초학서로, 《본초강목》에 실리지 않았거나 실렸더라도 보충을 요하는 약물을 수록하고 있다.

건조한 것을 윤기 있게 해주며養陰潤燥, 기氣에 이롭고 비위를 보양해주는 효능이 있으며 쇠약체질, 폐병, 기침, 가래천식, 각혈, 토혈, 오래된 설사, 오랜 학질 및 식도암반위反胃 등의 증상에 좋다"고 했다. 또한《본초종신》●에는 "제비집은 폐음을 기르고大養肺陰, 담을 없애고 기침을 그치게 하며化痰止嗽, 보할 것은 보하고 없앨 것은 없애는 補而能淸효과가 있어, 쇠약한 폐병환자에 좋은 성약聖藥"이라고 기록하고 있다.

제비집, 시알산, 침, 접지는 모두 (-)전자를 가진다는 점에서 동의어라고 볼 수 있다. 혈관과 적혈구를 감싸고 있는 시알산이 절대적으로 부족한 환경에 살고 있는 현대인에게, 체내 정전기를 제거하고 시알산의 근본인 (-)전자를 땅으로부터 공급받는 어싱접지이 필수가 되었다.

● 본초종신(本草從新) : 중국 청나라 오의락(吳儀洛)이 편찬한 본초학서.《본초강목》에 수록되지 않은 약물을 보충하였다 해서《본초종신》이라 명하였다.

• EARTHING CAMP
제26편

안테나

> 예수께서 대답하시되 진실로 네게 이르노니
> 사람이 물과 성령으로 나지 아니하면
> 하나님 나라에 들어갈 수 없느니라 _요3:5

　아무리 정상적인 기능을 한다고 해도, 전자기기는 어떤 프로그램을 깔아놓느냐에 따라 그 용도의 좋고 나쁨이 결정된다.
　텔레비전이나 스마트폰을 사용하기 위해서는 안테나가 필요하다. 안테나 없이는 프로그램을 다운받지 못할 뿐 아니라 사용조차 불가능하다. 인간도 창조주로부터 땅에 전사되는 생명에너지를 받기 위해선 안테나가 필요하다. 지금까지는 어싱을 통해 육체를 회복시키는 방법에 대해 살펴봤다면, 이제부턴 자신의 성품을 결정할 새로운 프로그램을 하늘로부터 다운받는 방법에 대해 알아보도록 하겠다.
　프로그램을 다운받는 안테나는 성소를 통해 계시되었는데, 그것이 바로 레위지파 여인들의 청동거울을 모아 만든 물두멍 안테나이다. 성소의 모든 기물은 크기가 정해져 있는데, 이 물두멍 안테나만큼은 재질은 정해져 있어도 크기에 대한 기록이 없다. 믿음과 여건에 맞게 누구나 행할 수 있게 하기 위함이다. 창세기 2장 7절에서 "여호와 하나님이 흙으로 사람을 지으시고 생기를 그 코에 불어넣으시니 사람이 생령이 된지라[창2:7]"고 하시면서 성경은 하나님의 생명형태장 파동이 물을 통해 인류에게 주어짐을 다음과 같이 기록한다.

> 여호와의 소리가 물 위에 있도다. 영광의 하나님이 뇌성을 발하시니 여호와는 많은 물 위에 계시도다[시29:3]
> 이스라엘 하나님의 영광이 동편에서부터 오는데 하나님의 음성이 많은 물소리 같고 땅은 그 영광으로 인하여 빛나니[겔43:2]
> 만군의 여호와여 그 영광이 온 땅에 충만하도다[사6:3]

하나님의 생명에너지는 파장의 형태로 땅에 충만하다고 한다. 태초에 땅은 물에 전사된 생명파장에서부터 시작되었다.

> 땅이 혼돈하고 공허하며 흑암이 깊음 위에 있고 하나님의 신은 수면에 운행하시니라[창1:2]
> 하나님이 가라사대 물 가운데 궁창이 있어 물과 물로 나뉘게 하리라 하시고[창1:6] 하나님이 궁창을 만드사 궁창 아래의 물과 궁창 위의 물로 나뉘게 하시매

그대로 되니라[창1:7]

이는 하늘이 옛적부터 있는 것과 땅이 물에서 나와 물로 성립한 것도 하나님의 말씀으로 된 것을 저희가 부러 잊으려 함이로다[벧후3:5]

그러나 이 파장대는 인간이 감지할 수 없는 영역이다. 우리가 식별할 수 없는 통로를 통하여 하나님께서는 당신의 지배 아래 있는 모든 세계와 더불어 적극적인 교통을 하고 계신 것이다.(시대의 소망, 356)

하늘이 하나님의 영광을 선포하고 궁창이 그 손으로 하신 일을 나타내는 도다.[시19:1] 날은 날에게 말하고 밤은 밤에게 지식을 전하니[시19:2] 언어가 없고 들리는 소리도 없으나[시19:3] 그 소리가 온 땅에 통하고 그 말씀이 세계 끝까지 이르도다. 하나님이 해를 위하여 하늘에 장막을 베푸셨도다.[시19:4]

지구 역사의 마지막에 하나님의 생명형태장 에너지를 수신하는 설계도가 모세를 통해 성소聖所라는 이름으로 주어졌다. 생명형태장 에너지는 지구 전체에 존재하는 모든 생명체를 만들고 존재하게 한다. 이 법칙은 누구나 예외 없이 지켜야 하는 법칙이다. 이 법칙을 벗어난 생명체는 존재 자체가 불가능하기 때문이다.

인간에게는 이외에도 창조주와의 교감이라는 도덕적 법칙이 주어졌다. 창조주와 교감할 수 있게 주어진 도구는 바로 성소에 있는 물두멍 안테나이다. 이 놋으로 만든 물두멍 안테나는 하늘 지성소로부터 오는 생명프로그램을 수신하는 역할을 한다. 일반적으로 성소의 물두멍은 침례를 상징하며 죄를 정결케 하는 표상이다. 침례는 거듭남, 새로운 사람이 됨을 뜻한다. 인간은 접지를 통해 생명형태장을 회복하고, 물두멍 안테나를 통해 생명프로그램을 다운받아 하늘과 교감하는 존재여야 하는 것이다.

나는 성소가 계시한 그대로 생활해 보기로 했다. 놋은 파장을 가장 잘 일으키는 금속이어서 악기 제작에 많이 사용한다. 성소의 물두멍처럼 머리맡에 놋으로 된 양동이에 물을 떠놓고 수면을 취해보았다. 물론 은목걸이도 차고 잤다. 이후 나는 놀라운 변화를 경험했다. 내 마음에 많은 변화가 있음을 느꼈다. 하나님의 형상과 모양을 간직한 형태장 프로그램이 수신되고 있음을 경험하게 된 것이다. 황당했지만 사실이었다. 그 후, 선교회의 모든 가족들은 이 일을 실천했고, 모두가 경험으로 체감했다. 인간이 만든 기계로 감지할 수 없는 하나님의 생명형태장 프로그램이 수면 중에 머리를 통해 들어와 은목걸이를 통해 증폭되어 위장에서 공명을 일으킨 것이다.

또한 성경에서는 물을 신성과 인성이 결합된 그리스도의 품성에 대한 프로그램을 하나님으로부터 수신하는 물질로 보고 있다. 하나님의 형상과 모양을 담은 건강한 형태장 프로그램이 위장에서 공명되면 두뇌와 혈액 속에 입력된다.

내 법을 저희 생각에 두고 저희 마음에 이것을 기록하리라[히8:10]

땅을 통해 들어오는 생명형태장은 인체의 조직을 회복시키고, 물두멍 안테나를 통해 하늘에서 인체에 직접 전사되는 파장은 사람의 성격과 기질, 성품에 영향을 미친다. 즉, 접지를 통해 건강한 육체를 회복하고 물두멍을 통해 건강한 정신을 회복할 수 있는 것이다. 그러므로 우리에게도 TV처럼 프로그램을 수신하는 안테나가 필요하다. 그러나 이를 위해 내가 머리맡에 놋으로 된 양동이에 물을 떠놓고 수면을 취하면 다들 머리가 이상한 사람이라고 생각한다. 하나님이 주시는 생명형태장 프로그램을 받기 위해 물두멍 안테나를 사용하는 것은, 매순간 사용이 가능하도록 만들기 위해 스마트폰에 안테나를 내장해놓는 것과 마찬가지이다. 하나도 이상할 것이 없다. 이상하다 여기는 것은 자신이 누군가에 의해 창조된 생명기기임을 깨닫지 못해서이다. 예수님과 니고데모가 나눈 대화를 보자.

예수께서 대답하시되 진실로 네게 이르노니 사람이 물과 성령으로 나지 아니하면 하나님 나라에 들어갈 수 없느니라[요3:5] … 니고데모가 대답하여 가로되 어찌 이러한 일이 있을 수 있나이까[요3:9]

창조주로부터 수신되는 생명프로그램을 물과 성령으로 수신할 때 새로운 피조물이 된다고 하셨을 때에 니고데모는 황당해하며 '어찌 이런 일이 일어날 수 있나이까?'라고 놀랐던 것이다.

놋은 파장에 가장 좋은 금속이다. 꽹과리, 징, 재금은 모두 놋으로 만든다. 하늘로부터 물두멍에 전사된 생명형태장 프로그램은 놋을 통해 몸에 들어오고 은을 통해 증폭되어 인간생명 자체를 전인적으로 회복시킨다. 병든 자가 건강한 죄인으로 바뀌는 것이 아니라 선한 생명이 된다. 새로운 몸과 새로운 사상을 가지게 된다.

> 새 포도주를 낡은 가죽 부대에 넣지 아니하나니 그렇게 하면 부대가 터져 포도주도 쏟아지고 부대도 버리게 됨이라. 새 포도주는 새 부대에 넣어야 둘이 다 보전되느니라. [마9:17]

몸 안의 유전자가 변형되면 인체는 그것을 소멸시키기 위해 염증을 일으킨다. 우리에게는 항암제나 당뇨약이 필요한 것이 아니라 생명의 유전자를 올바로 지켜줄 생명형태장 파장이 필요하다. 암의 치료법이 필요한 게 아니라 지구에 충만한 하나님의 생명형태장 에너지를 하나님이 명하신 방법으로 수신하는 것에 대한 믿음이 필요하다. 우리는 물두멍 안테나를 통해 인간 본래의 프로그램을 수신해야 한다. 이를 통해 인간은 죄와 질병으로부터 벗어나 거듭난 존재가 된다. 성경에는 인간신체의 완전한 정보가 담겨진 설계도가 하늘에 보존되어 있다고 쓰여 있다.

> 내 형질이 이루기 전에 주의 눈이 보셨으며 나를 위하여 정한 날이 하나도 되기 전에 주의 책에 다 기록이 되었나이다. [시139:16]

나는 비록 짧은 지식이지만 성경을 파동과 입자를 동일시하는 양자역학적 측면에서 바라보고자 했다. 성경은 죄짓고 병든 인류를 회복시키는 최첨단 양자역학 서적이다. 그러나 사람들은 성경 속에서 이야기하는 치유의 가능성은 믿으면서도 치유의 방법은 간과해 왔다. 지금부터라도 은과 금으로 된 장신구를 사용해보자. 은수저, 반지, 목걸이, 팔찌, 귀걸이 등 사치가 아니라 건강을 위해서이다.

또한 머리맡에 놓을만한 물두멍이 없으면 집에 있는 어떤 크기의 놋그릇을 사용해도 괜찮다. 놋그릇을 사용하다 보면 종내에는 우리 몸 전체가 하나님의 생명력을 받는 강력한 물두멍 안테나로 바뀌게 된다. 인체의 70%가 물로 이루어져 있기 때문이다. 옛날 선비들은 놋그릇에 물을 담아 머리맡에 두고 아침마다 그 물을 마시면 기운이 난다고 했다. 천지신명 창조주를 찾던 어머니의 정한수는 양자역학적 측면에서 보면 하늘과 교통하는 안테나였다. 비록 우리가 육체의 완전성은 주장할 수 없으나 신앙적인 영혼의 완전성은 가질 수 있다.

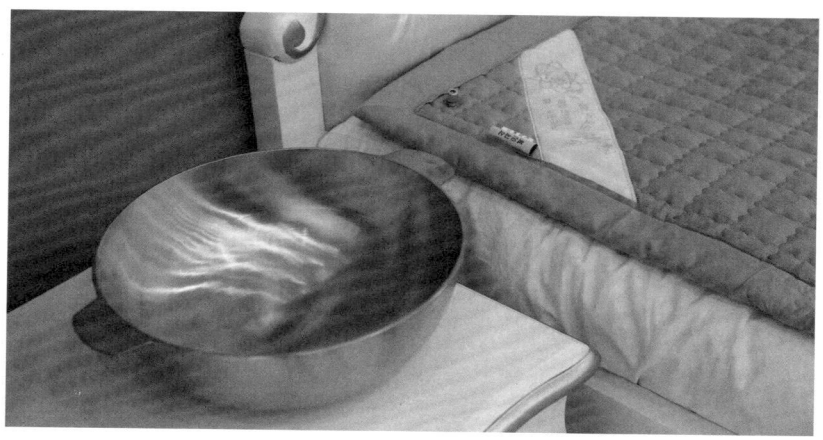

〈사진〉 놋으로 만든 물두멍

제27편

3D프린터

> 인체는 낡은 것을 소멸시키고
> 새로운 것을 끊임없이 창조한다. _홍영선

   이 책이 비록 생명의 법칙을 이해하는 그림자에 불과하다 하더라도, 독자가 과학을 통해 밝혀진 생명회복의 법칙을 이해하는 계기가 되었으면 한다. 《지식의 반감기》를 쓴 새뮤얼 아브스만Samuel Arbesman은 간질환과 관련된 지식의 45%는 45년 후 폐기될 것이라고 했다. 반감기가 45년인 셈이다. 또한 물리학 분야의 평균적인 논문이 더는 인용되지 않을 때까지 얼마나 걸리는지를 측정한 결과, 물리학의 반감기는 13.1년으로 나타났다. 여러분은 오래된 낡은 지식에 매달리지 않고, 지식 습득보다 지식의 변화에 적응했으면 한다.

   영국 데일리 메일에 따르면 최근 스페인의 내추럴 푸드 사社에서 원하는 음식을 만들어주는 3D프린터 '푸디니Foodini'를 공개했다고 한다. 일반 프린터에는 여러 색깔의 잉크를, 공업·의료용 3D프린터에는 플라스틱이나 금속과 같은 재료를 넣어 작동시키는 데 반해, '푸디니'는 신선한 재료로 만들어진 5개의 캡슐을 장착한 상태에서 기기를 작동시키면 원하는 음식이 프린팅되는 방식이다. 내추럴 푸드 공동창업자 르넷 쿠스마는 "모든 음식을 프린트할 수 있도록 노력할 예정"이며 "만들어진 음식은 전자레인지나 오븐에서 가열하면 바로 먹을 수 있게 할 것"이라고 밝혔다.●

성경의 지식도 변할 수 있는가? 그렇다. 나는 성경을 최첨단 과학인 양자역학적 측면에서만 풀 수 있다고 생각한다. 다니엘서의 금신상은 역사와 종말에 대한 계시이자 인체의 구성성분을 상징한다. 머리는 금, 가슴은 은, 허리는 놋, 두 다리는 철, 발은 철과 진흙으로 섞여있다. 금과 은과 놋과 철이 인체의 구성성분임과 동시에 발은 항상 땅에 접해야 함을 계시한다.

3D프린터는 대량생산하는 것이 아니라 설계도만 있으면 필요한 것을 즉시 만들어낸다. 하지만 현대과학은 이제 겨우 3D프린터가 설계도대로 물건을 만들어내기 시작하는 단계에 있다. 최고의 3D프린터는 하나님의 창조물인 사람이다. 인체는 낡은 것을 소멸시키고 새로운 것을 끊임없이 창조한다. 매일 소멸과 창조를 계속하는 숨 쉬는 3D프린터인 것이다. 음식은 인간이라는 3D프린터의 연료이자 물질의 특성을 결정하는 재료가 되

● 문예성, "음식을 만드는 3D프린터, '손맛'이 한계가 될 듯", 뉴시스, 2014. 1. 4.

므로 매우 중요하다.

하나님은 성소의 설계도인 성막을 통해 인체를 어떻게 건설할 수 있는지 모세에게 계시했다.(출25장-31장) "견고한 기초가 놓여있기는 하나 우리들에게 필요한 것은 건설하는 방법을 아는 지혜이다. 모세가 광야에서 성막을 지으려고 할 때에 다음과 같은 경고를 받았다. 삼가 모든 것을 산에서 네게 보이던 본을 쫓아 지으라."(히8:5)

하나님께서는 당신의 율법 가운데 우리들을 위하여 한 모형을 주셨다. 우리들의 품성신체 건설 역시 "산에서 네게 보이던 본을 쫓아야 한다."(부모와 교사와 학생에게 보내는 권면, 62)

인체 3D프린터에는 어떤 자재를 투입해야 할까? 은혜의 기간이라는 소중한 시간이 그대의 품성신체 건설에 있어 최고의 자재여야 한다.(6증언, 404) 품성신체 건물의 구조에는 값싼 목재가 없을 것이다.(1엄숙한 호소, 286) 그대들은 하나님의 가족들이며, 하나님의 집이다. 그러므로 그대들은 품성신체 건설에 어떤 녹슨 목재나 기타 불완전한 재료를 가져와서는 안 된다.(2엄숙한 호소, 248) 그대의 행동의 방향이 그대 자신의 품성신체 건설에 사용된 재료의 종류를 드러내주는 한편 다른 사람들에게 강력한 감화를 끼치는 것이다.(문서전도 봉사, 53) 지성과 영성의 발달은 급양되는 것, 다시 말해 무엇을 먹느냐에 달려있다.(교육,126)

나는 현대의학이 반감기의 끝에 왔다고 생각한다. 인체는 하나의 전자기기에 불과하다. 약물이 필요한 것이 아니라 전자제품 사용설명서가 필요하다. 정보를 수신하는 안테나와 에너지 증폭기, 생명형태장 에너지 그리고 과전압과 정전기를 해소하는 접지가 삶의 필수조건이다. 누군가가 건강에 관심이 있고 건강회복이 필요하다면 의학 서적보다 전자제품 사용설명서를 먼저 보게 하자. 당신의 몸은 창조주의 손에 의하여 만들어진 최첨단 3D프린터이기 때문이다.

2014년 6월 7일 인공지능AI 로봇 유진 구스트만은 영국 왕립학회에서 진행된 튜링 테스트를 통과했다. 레딩대학이 주최한 이 테스트에서 구스트만은 30명의 심사위원들과 5분 동안 대화를 했고 10명이 컴퓨터인지 인간인지 구분하지 못했다. 튜링 테스트는 30%만 넘으면 성공이다. 구스트만은 33%의 성공률로 '생각할 수 있는' 컴퓨터로 인정받았다. 각국 언론들은 인간을 닮은 AI가 탄생했다며 한껏 기대를 표했다.

앞으로 스마트폰과 대화하는 시대가 다가온다. 또한 자기가 대화한 상대가 기계인지 사람인지 분간하기 어려운 시대가 된다. 1896년, 엘렌 G. 화잇은 이미 인간을 살아있는 기계라고 했고 마빈 민스키는 인간은 생각하는 기계라고 했다. 오늘날 세상은 그것이 현실로 다가옴을 보여준다.

제28편

감춰진 보화

> 천국은 마치 밭에 감춰진 보화와 같으니
> 사람이 이를 발견한 후에
> 숨겨 두고 기뻐하여 돌아가서
> 자기의 소유를 다 팔아 그 밭을 샀느니라. _마13:44

    옛날에는 보화를 땅속에 감추는 풍속이 있었다. 절도와 강도 사건이 빈번하였고 통치자가 바뀔 때마다 재산을 많이 가진 사람에게 과중한 세금을 부과하는 일이 종종 있었기 때문이다. 뿐만 아니라 적군의 침입을 받아 약탈될 위험이 항상 도처에 있었다.

    그래서 부자들은 재산을 보존하기 위하여 그것들을 땅에 숨겨 두곤 했다. 땅은 재물을 감추어 두기에 매우 안전한 곳이었다. 그러나 때때로 감춰 둔 장소를 잊어버리는 일이 생겼고, 주인이 사망하거나 옥에 갇히거나 귀양살이를 가게 될 때 그가 애써 숨겨 둔 재산은 그것을 발견한 다른 운 좋은 사람의 수중에 들어가기도 했다. 그리스도 당시에도 묵은 밭에서 옛날의 화폐와 금, 은, 장식품들이 발견되는 일이 종종 있었다. 한 예로 어떤 이가 경작할 땅을 빌려서 밭을 갈던 중 그 속에 묻혀있던 보화가 드러난 적이 있었다. 그는 보화를 본래 감추어져 있던 자리에 도로 묻어 두고 집에 돌아가 그 보화가 묻힌 밭을 사기 위하여 가지고 있는 모든 것을 다 내다 판다. 사정을 모르는 그의 가족과 이웃들은 그가 미쳤다고 생각했다고 한다.(실물교훈, 103-104)

씨앗이 좋으면 품종이 좋고 물건이 좋으면 품질이 좋다. 현대의 그리스도인들이 찾아야할 보화는 선한 품성의 소유, 인간 재창조의 법칙을 찾는 것이다. 이것은 인간의 전인적인 회복이다. 성경에 기록된 언어는 표상이나 상징으로 사용된 것 외에는 그 언어의 분명한 뜻에 의하여 해석해야 한다.(대쟁투, 599) 나는 뉴스타트 생활의 한계에 부딪힌 이후, 은銀이라는 감추어진 보화를 찾았다. 오랫동안 감추어졌던 은의 신비가 성소와 성경을 통해 계시되고 현대과학을 통해 증명되고 있다.

우경자 한국과학기술연구원KIST 책임연구원과 황정호 연세대 기계공학과교수 연구진은 병원균을 죽이는 공기 필터용 은나노 코팅 기술을 개발했다. 기존의 공기 필터에는 병원균이 걸러지기는 하지만 죽지 않고 그 자리에 모여 있어 오히려 더 번식하는 역효과가 있었다. 연구진이 개발한 공기 필터 코팅용 은나노 복합체는 지름 400나노미터$_{nm, 1nm 는 10억분의 1m}$의 구형球形 실리카 표면에 30nm 크기의 은 입자들이 돌기처럼 나 있는 구조이다. 은 입자는 병원균을 죽이는 효과가 있어 공기 필터에 많이 활용했지만, 워낙 미세한 크기여서 병원균을 제거하는 데 상당한 시간이 걸렸다. 연구진은 이번에 은나노 입자의 크기를 3배 이상 키웠다. 새로 만든 은나노 복합체는 에어컨의 최대 풍속인 초속 2m 이상에서도 필터에서 떨어지지 않았다고 연구진은 밝혔다. 또 병원균이 돌기처럼 나있는 은나노 입자에 닿는 순간 즉사하는 것을 전자현미경으로 확인했다. 우경자 박사는 "그동안 은 입자는 물에 녹아 전기를 띤 이온 상태여야 살균 효과가 있다는 주장이 있었다"며 "이번에 이온이 아니라 코팅된 상태로도 병원균을 즉사시키는 것을 확인한 것"이라고 말했다. 연구 결과는 영국 왕립학회가 발간하는 〈재료화학저널B〉 인터넷 판에 실렸으며, 표지논문으로 선정됐다.●

> 내가 영원히 주의 장막에 거하며 내가 주의 날개 밑에 피하리이다.[시61:4]
> 내 이름을 경외하는 너희에게는 의로운 해가 떠올라서 치료하는 광선카나프-날개을 발하리니 너희가 나가서 외양간에서 나온 송아지같이 뛰리라.[말4:2]
> 너희가 양 우리에 누울 때에는 그 날개를 은으로 입히고 그 깃을 황금으로 입힌 비둘기 같도다[시68:13]

그리스도는 부활하신 구주이시며, 그분의 날개에는 치료하는 능력이 있다.(교회증언 6권 111) 주의 날개는 치료하는 광선이며 그 날개는 은으로 입

● 이영완, "닿는 순간 병원균 죽는 은나노 코팅 공기 필터 개발", 조선일보, 2014. 9. 22.

혀 있다.

집을 지을 때 기초는 땅에 묻혀 잘 드러나지 않는다. 기초 없는 집은 아무리 잘 지어도 무너지게 되어있다. 성막·성소의 기초는 은이었다. 성경 문자를 그대로 적용하면, 인간기계를 회복하는 설계도 모형이 곧 성소라면 은은 인간 생명회복의 초석이 되는 것이다. 건강회복에 음식이나 약이 아닌 은을 사용한다는 것은 언뜻 들으면 이해하기 어렵지만 인간의 생명을 전자기기로 본다면 너무나 당연한 일이 된다.

성소 건축에 쓰인 다른 재료에 비해 잘 드러나지 않는 은판은 인류의 건강회복을 위한 '감춰진 보화'이다. 몸과 마음의 건강 회복을 위하여 인체를 정결하게 하고, 생명에너지를 증폭시키고, 정전기와 과전압을 해소하기 위하여 은을 가까이 두어야 한다. "너희가 양 우리에 누울 때에는 그 날개를 은으로 입히고[시68:13]"라는 말씀처럼 수면 중에 은판이나 은사패드 위에서 생명력을 회복하는 것은 이론이 아닌 경험이다. 성경은 결코 사소한 것을 기록하지 않는다.

비록 은은 오랜 인류의 역사 동안 감추어졌었지만 육체적 활동이 적고 전자파 공해에 시달리며 생명력이 약한 이 시대에는 필수 건강복음이다.

● EARTHING CAMP
제29편

어싱 업그레이드와 효과

> 위기가 중요한 이유는
> 도구를 바꾸어야 할 때가 되었음을 암시하기 때문이다.
> _토마스 쿤Thomas S. Kuhn

    그동안 어싱 경험을 되짚어보니 업그레이드할 필요가 있었다.
    별의 별 방법을 다해도 악성 피부병에 차도가 없었던 장로님이 계셨다. 철저히 건강식으로 먹었고 저녁도 굶었으며 침낭에 의지해 바깥에서 잠을 주무셨다. 다른 곳은 다 좋아졌으나 오랜 가려움증은 도무지 낫지를 않았다. 그 괴로움을 보다 못한 어느 날, 놋과 은의 효용에 대해 이야기해 드렸다. 놋으로 된 그릇에 음식을 차리고, 놋수저를 사용해 식사하고, 항상 은을 지니며, 은판을 깔고 잠을 자자 드디어 가려움증이 사라졌다.
    암으로 고생했던 한 자매님은 한참 잘 지내시다가 최근 만성 스트레스로 인해 뇌혈관을 수술했다. 수술 후 급속히 체력이 소진되었다. 노년이라 생명력 자체가 약해진 것이다. 그런데 놋과 은을 사용한 이후에는 다시 건강을 회복했다.

이러한 치료 사례는 어싱접지을 통해 인체에 공급되는 (-)전자의 영향만으로는 설명할 수 없다. 공기 좋은 곳에서 야외생활과 야외수면, 볶은곡식 섭취를 통해서도 (-)전자는 충분히 공급되기 때문이다. 어싱은 하나님의 창조적 생명을 받는 통로이며, 은은 하나님의 창조의 생명력을 인체에 증폭시켜 전사해주는 매체이다. 은은 여러 면에서 우리의 생명을 지켜주는 생명싸개이다.

항상 강조했듯, 체내 정전기와 과전압, 전파간섭이 질병의 가장 큰 원인이다. 현대의학은 모든 질병이 염증과 관련 있다고 결론 내렸으며 염증의 원인으로 체내의 음(-)전하 부족을 지적했다. 지구는 가장 큰 음전하의 보고이며 생명에너지의 근원이다. 그렇다고 생명에너지가 전자처럼 눈에 보이는 것은 아니다. 경험의 책인 몸이 말하는 음성으로 듣게 될 뿐이다.

은판이나 놋판이 아니라 은사로 침낭 내피를 만들어서 땅에 접지시켜 잠을 자는 것을 개발하기로 결정했다. 밖에서 땅을 접하고 잠을 자는 건강캠프 가족들에게 한층 더 건강한 삶을 제공하기 위해서였다. 은판이나 놋판을 깔고 자는 것보다 더 생명력을 회복할 수 있을 터였다.

은사패드는 지성소 벽의 판자를 받치는 은받침의 원리를 적용해 만들었다. 은사패드 접지선을 콘센트 접지선에 연결하면, 20~30층 아파트에서도 땅에 전사된 생명에너지를 증폭시켜 온몸에 받을 수 있다. 컴퓨터로 오랫동안 작업을 할 때 발을 올려놓고 접지할 수 있는 어싱방석도 개발하기로 했다. 나도 컴퓨터에 앉아있는 시간이 많다보니 눈에 무리가 자주 왔었다. 체내 활성산소가 짝을 찾게 도와주고 신경을 안정시키며 자가면역질환을 예방하여 인체를 회복할 수 있도록 (-)전자를 대량 방출하는 음이온 원적외선 이불도 개발했다. 이스라엘 백성들이 광야에서 살 때 밤에 켜놓은 불기둥이 보온효과를 준 것을 그대로 적용한 것이다.

　어싱의 효력은 낮보다는 밤에 강력하게 나타난다. 또한 밤 12시 이전의 수면이 12시 이후의 수면보다 어싱 효과가 2배 높다. 지자기가 활성화되는 초저녁에 일찍 잠자리에 드는 것이 필수이다. 밤에 음식을 먹고 자면 어싱의 효과를 제대로 누릴 수 없다. 위장이 음식으로 차 있으면 땅을 통해 들어오는 생명파장을 받아들이기도 전에 위장에 부과된 짐을 처리하느라고 몸이 지쳐버리기 때문이다. 늦은 저녁에 식사를 하는 것은 죽음을 부르는 행위이다. 이것이 어싱에서 가장 중요하다.

　저녁에 식욕이 당기는 이유는 생명에너지의 저하로 인해 인체가 (-)전자를 요구하기 때문이다. 볶은곡식과 어싱은 이러한 모든 욕구를 만족시켜 지나친 식욕을 근원적으로 해결한다. 비만은 식욕증가로부터 기인하며, 식욕증가는 양(+)이온이 증가하는 탓이자 음이온의 부족이 원인이다. 음식과 관련된 내용에 대해서는 《볶은곡식밥상》, 《생명의 법칙》을 읽거나 매주 일요일마다 올라오는 동영상 강의를 들으면 이해가 쉬울 것이다.

　'은사패드'와 '은사침낭내피'는 은의 축열작용에 의해 몸을 따뜻하게 하며, 강력한 살균제인 은 이온을 통해 체내 병균을 죽여 인체를 정결하게 한다. 흔히 말하는 수맥 차단도 해결한다.

땅을 통해서 생명에너지를 받아 생명력을 증진시키는 방법에 대해 내가 아무리 설명한다 해도, 그것을 증명해주는 도구 없이는 설득이 불가능할 것이다. 이미 모든 인류는 질병의 원인과 치료에 대한 명백한 지식을 가지고 있다. 예방의학과 자연치유에 있어 어싱접지은 혁명이다.

지금 모든 인류의 건강은 위기를 맞고 있다. 토마스 쿤Thomas S. Kuhn은 "위기가 중요한 이유는 도구를 바꾸어야 할 때가 되었음을 암시하기 때문."이라고 했다. 3,500년 전 이스라엘 백성 200만 명은 애굽에서 노예생활을 하며 각종 질병으로 고통당하고 있었다. 그러다 애굽을 탈출한 후, 하루 두 끼를 만나(볶은곡식)로 때우며 저녁은 굶었고 맨발생활을 하였다. 그렇게 천막에서 산 지 40년이 지났고, 그 사실을 다음과 같이 기록한다.

> 그들을 인도하여 은금을 가지고 나오게 하시니 그 지파 중에 약한 자가 하나도 없었도다.[시105:37]

엘렌 G. 화잇은 "이스라엘 백성이 겪은 광야생활의 역사는 세상 끝 날에 사는 영적 이스라엘의 유익을 위하여 기록되었다."며 이 역사적 사실을 회고한다. 미국의 철학자이자 시인인 조지 산타야나George Santayana는 "과거를 기억하지 않는 자는 과거를 반복할 수밖에 없다."고 했다. 생명을 연장하기에 급급한 현대의학의 기존관념을 버리지 않고 자연법칙에 순응하는 생활습관을 개혁하지 않는다면, 우리는 과거의 병든 역사를 반복할 수밖에 없다.

음이온이 제로상태인 도시에서는 병에 걸리지 않는 것이 이상하다. 병에 걸릴 수밖에 없는 문화와 생활습관으로부터 우리를 구원할 특별한 방법이 필요한 시점이다. 18세기 미국의 노예폐지운동가 프레드릭 더글러스Frederick Douglass는 "자유를 지지하면서도 선동을 두려워하는 자는 천둥과 번개 없이 비가 내려주기를 바라는 사람"이라고 했다. 나는 건강에 대한 가장 소중한 정보를 가진 만큼 어싱접지에 대한 선동가가 되기로 결심했다. 15년 넘게 야외수면을 하며 그 가치에 대해 누구보다도 깊이 깨달았기 때문이다.

영국의 정치가이자 작가인 벤저민 디즈레일리Benjamin Disraeli는 "인생에서 가장 성공한 사람은 대체로 가장 훌륭한 정보를 가지고 있는 사람이다."라고 했다. 나는 생명회복에 대한 확실한 정보를 가지고 있다고 확신한다. 의사는 친구가 건강한 것을 반가워하지 않고 군인은 자기 조국의 평화를 기뻐하지 않는다는 말이 있다. 하지만 지금은 인류가 직면한 위기를 타파할 새로운 방법, 병들지 않는 쉬운 방편이 절대적으로 필요하다. 나는 그 방법을 알려주는 역할을 해야 한다고 생각한다.

나는 미래의 삶은 이스라엘 광야 40년의 생활과 같아질 것이라 확신하며 살아왔다. 헤겔은 "역사에서 중요한 것은 두 번 반복 된다"고 했다. 역사는 그렇게 흘러왔다. 현대문화에 환멸을 느낀 사람들이 새롭게 추구하는 삶의 패러다임은 3,500년 전의 광야생활이 될 것임을 확신한다.

생명을 회복하는 일은 하나님의 소관이다. 그랜드래피즈 침례교 신학대

학원의 설교학 명예 교수 워렌 위어스비Warren W. Wiersbe는 "하나님이 우리를 통해 하시고자 하는 일을 거부함은 겸손이 아니다. 가장 나쁜 형태의 교만이다."라고 했다. 나는 이러한 삶의 가치를 도시에서도 경험하게 하여 자연의 위대함을 깨우쳐주고 싶다.

그런데 어느새 내가 장사꾼이 되어버렸다. 볶은곡식에 대해 강의하다보니 볶은곡식 공장을 차리게 되었고, 밖에서 자는 것을 강의하다보니 침낭을 만들게 되었다. 은과 놋의 중요성을 강조하다보니 은과 놋그릇과 징을 팔게 되었다. 은사제품의 침구류 판매가 호조를 보이고 있다. 어차피 누군가 해야 하는 일이라면 차라리 내가 하는 게 낫다는 생각이 든다. 내 생각이 널리 회자되고 대중이 호응하면 곧 모두의 일상이 될 것이다. 모두가 행복한 일상! 가끔은 하나님이 노하시진 않을까 두렵기도 하다. 그럼에도 예수님의 말씀에 용기를 낸다.

> 가라사대 어떤 귀인이 왕위를 받아 가지고 오려고 먼 나라로 갈 때에[눅19:12]
> 그 종 열을 불러 은 열 므나를 주며 이르되 내가 돌아오기까지 장사하라 하니라 [눅19:13]

하늘이 내게 준 달란트를 활용하여 은 열 므나를 남기는 것이 목표이다. 돈을 남기려는 것이 아니다. 소설 《상도》에는 이런 말이 나온다. "장사는 이문을 남기는 것이 아니라 사람을 남기는 것이다." 모든 이들이 에덴동산 생명과의 성분인 은을 통해 창조주 하나님을 만나는 계기가 되길 바랄뿐이다.

자동차의 타이어가 펑크 나면 나아갈 수 없다. 배터리가 없거나 연료가 없어도 가지 못한다. 엔진과 브레이크, 변속기에 이상이 생겨도 운행이 불가능하다. 인간도 체내와 체외가 모두 조화를 이루는 게 우선이라는 점에서 이와 동일하다. 접지패드가 만병통치약은 아니기 때문이다. 어싱을 하며 건강한 삶을 누리려면 몇 가지 조건들을 이해하고 있어야 한다.

은은 모든 병균과 독성을 부작용 없이 제거하며 인간의 면역체계에 중요한 역할을 맡고 있다. 또한 일반 환자에 비해 심한 화상 환자나 나이 많은 환자들의 치료에 있어 훨씬 뛰어난 효과를 보인다.《인체와 전기》의 저자 로버트 베커Robert Becker 박사는 은이 인체의 성장·발육과 세포재생을 돕고 암세포가 정상세포로 전환하는 것을 돕는다고 했다.

인체의 간, 신장, 비장은 평균 0.7~2.7μg/kg의 은을 포함하고 있는데, 암환자의 체내 은 함유량은 건강한 사람의 1/10~1/20 정도밖에 되지 않는다. 하나님의 생명형태장 에너지가 은을 통해 유전자에 전사되므로 은이 많으면 세포가 정상적으로 발육할 수 있다. 은목걸이, 은팔찌, 은수저 등을 지속적으로 사용해 인체에 은 이온을 공급해주어야 하는 이유이다.

세포에 손상을 일으키는 초과산화 이온을 산소와 과산화수소로 전환시키는 효소를 SOD라고 하는데, 이 효소의 구성 성분이 바로 구리이다. 체내 과산화수소의 분해 결과 생성되는 수산화라디칼은 병원체를 무차별적으로 공격하는 소독약 역할을 한다.

구리 의존 효소인 시토크롬 C 산화효소는 물에서 산소를 분리하는 환원반응을 촉진시키고, 세포의 에너지 생산과 활력 증진을 돕는다. 구리 효소인 라이실-산화효소는 몸의 결합조직을 강하고 유연하게 만드는 성질이 있어 심장과 혈관, 근육과 뼈를 튼튼하게 한다.

구리 효소는 신경전달물질 합성과 대사 작용에 관여하기 때문에 항우울제로도 사용된다. 한 예로, 구리는 삶의 의욕과 흥미를 부여하는 호르몬 중 하나인 도파민과 스트레스를 받거나 긴장하면 나오는 노르아드레날린, 아드레날린과의 합성 작용에 관여한다. 구리가 빈혈을 치료하는 데에도 좋은 이유는 철$_{Fe}$이 신체에 잘 흡수되려면 충분한 구리가 필요하기 때문이다. 또한 구리 이온은 모든 세균, 바이러스, 곰팡이, 이끼류, 벌레 등에 치명적인 독성을 지니고 있다. 따라서 구리가 함유된 놋그릇의 사용은 매우 중요하다.

어싱을 업그레이드하기 위한 건강 수칙을 정리해보자면, 우선 인체의 미세전류 흐름을 돕는 필수 전해질 '나트륨'과 생명파장을 인체에 전사해주는 '미네랄'이 가장 균형 있게 들어있는 천일염을 잘 섭취해야 한다. 또한 (-)전자의 보고이자 인간의 소화기관에 꼭 맞는 볶은곡식을 잘 먹는 것도 중요하다. 인간이라는 3D프린터와 가장 잘 맞는 재료이기 때문이다. 식욕은 체내 (-)전자의 결핍에 의해 생기며, 땅의 (-)전자를 흡수하는 어싱$_{접지}$을 하면 점차 식욕을 이길 수 있게 된다.

생명형태장 에너지가 인체를 회복시키는 밤에는 위장을 비우는 게 좋다. 인체는 수면 중 위장에서 일어나는 공명을 통해 유전자를 회복할 수 있는 프로그램을 수신하기 때문이다. 위장에 음식을 담은 채로 자는 것은 자동차에 시동을 걸어놓고 배기가스 호스를 차 안에 넣은 후 문을 닫는 것과 같다. 질병의 대부분은 늦은 저녁식사와 연관되어 있다. 백 명의 의사를 찾기 전에 저녁을 굶는 지혜가 필요하다.

밤의 생명에너지는 낮보다 10배 강력하다. 밤 12시 이전에 갖는 2시간의 잠은, 12시 이후에 자는 4시간과 맞먹는다. 그러므로 일찍 잠자리에 드는 것이 좋다. 어싱은 자연을 만나고 생명의 주인을 만나는 첫걸음이다. 어싱은 내 몸이 자연법칙과 연결됨을 경험하게 한다.

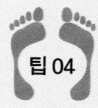

접지패드 사용방법과
주의 사항

모든 물건은 올바로 사용될 때에 그 효과가 나타난다. 은사 어싱패드와 침낭도 올바른 사용법을 알면 빠른 효과를 볼 수 있다. 은사 어싱패드는 생명의 근원인 땅과 몸을 연결해줄 뿐 아니라 땅에 전사된 생명에너지를 증폭시켜 생명력 증진에도 기여한다. 접지선과 연결된 은사 어싱패드는 (-)전자를 공급하고 몸 안의 정전기를 땅으로 배출한다. 접지선을 콘센트에 꽂으면 고층 아파트에서도 땅과 연결될 수 있다.

생명에너지는 인간의 몸과 세포, 유전자의 형태를 잡아 정상적인 상태를 유지하게 한다. 은사 접지패드접지침낭는 텐트에서 잠을 잘 때에도 반드시 필요하다. 밖에서 사용할 때에는 동봉을 땅에 박고 접지선을 연결해야 한다.

양이온이 가득한 실내에서는 (-)전자가 풍부한 음이온과 원적외선을 방사하는 이불이 도움이 된다. 늦게 잠자리에 들거나 위장에 음식을 가득 채운 채로 잠을 자는 것은 생명 회복에 장애를 일으킨다. 식욕과의 대쟁투는 피할 수 없는 숙명이다. 넘어질지라도 포기하지 않는다면 승리할 수 있다. 넘어져도 다시 일어서는 용기가 필요하다.

모든 생명체는 밤에 에너지를 회복한다. 수면은 생명을 회복하는 하나의 거룩한 예식이다. 하룻밤만 제대로 어싱을 하면 몸이 그동안 무엇을 원했는지 경험으로 알게 된다.

참고로 어싱패드는 세탁망에 넣어 세탁해야 하며 솔로 은사를 문지르지 않아야 한다. 천둥과 번개가 칠 때에는 퓨즈가 나갈 수 있으므로 접지코드에서 분리시켜야 한다.

(문의 전화: 033-762-9458)

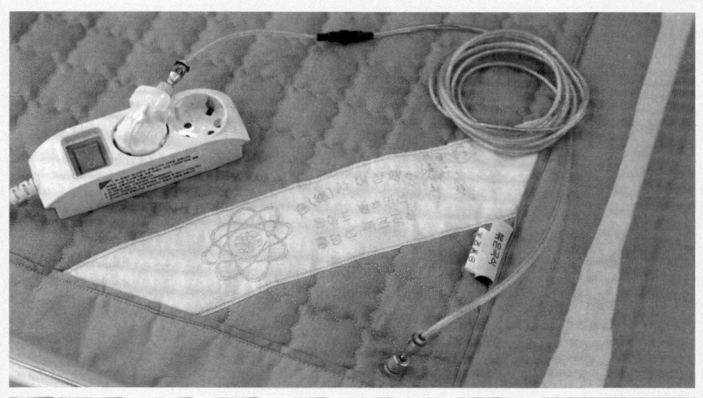

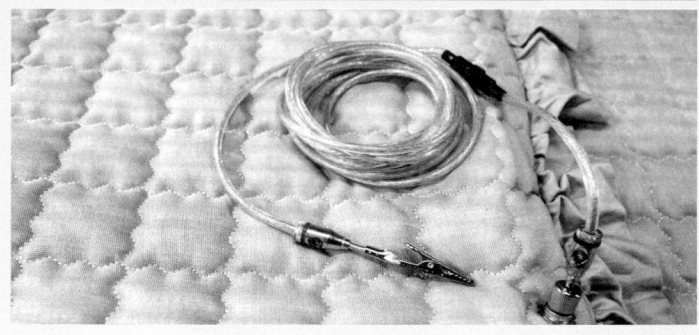

〈사진〉 어싱 접지 방법

● EARTHING CAMP
제30편

생명의 법칙 음양

> 육체의 생명은 피에 있음이라 _레17:11
> 모든 생물은 그 피가 생명과 일체라 _레17:14

    나트륨 펌프 Na+/K+ ATPase는 세포막에 있는 단백질이다. 2종의 서브유닛으로 이루어지는 세포막 수송계의 막 관통 단백질이다. 이는 사람의 모든 세포에서 나타나는 공통 구조이며, 세포 내에서의 ATP 가수 분해와 함께 세포 내에서 나트륨 이온을 퍼내어 칼륨 이온을 받아들이므로 나트륨 펌프라고 부른다. 나트륨 펌프는 1957년, 덴마크의 옌스 C. 스코우가 오르후스 대학 생리학부 조교수로 근무할 때 발견했다. 40년 후, 그는 나트륨 칼륨 펌프의 발견 공로를 인정받아 노벨 화학상을 수상하였다.●

● [네이버 지식백과] 나트륨 펌프

나트륨-칼륨 펌프는 하나의 ATP를 분해할 때 나오는 에너지를 이용하여 3개의 나트륨을 세포 밖으로, 2개의 칼륨을 세포 안으로 이동시킨다. 또한 세포막 전압을 발생·유지시키며 세포의 부피가 커지는 것을 막는다. 막 내부에는 막을 투과할 수 없는 음전하를 띤 단백질들이 있기 때문에 축색의 안쪽은 바깥쪽에 비해 음전하를 띤다.

세포의 활동은 곧 (+)와 (-)전자의 이동을 말한다. 인간은 만물과 동일하게 음(-)과 양(+)으로 이루어졌으며 이는 곧 전자의 활동을 통해 생명이 존재함을 의미한다. 고대에는 전자의 이동과 힘을 음양으로 표현했다. 곡기穀氣, 공기空氣, 지기地氣 모두 전자의 활동을 뜻한다.

동의보감에서는 이와 관련하여 "기는 혈을 이끌고 다닌다. 기가 흐르면 혈이 흐르고, 기가 멈추면 혈이 멈추고, 기가 따뜻하면 혈이 매끄럽게 흘러가고, 기가 차가우면 혈이 껄끄러워 잘 흐르지 못한다"고 했다. 병이 혈에서 생겼을 때는 기를 조절하여 치료할 수 있으나, 병이 기에서 생겼을 때는

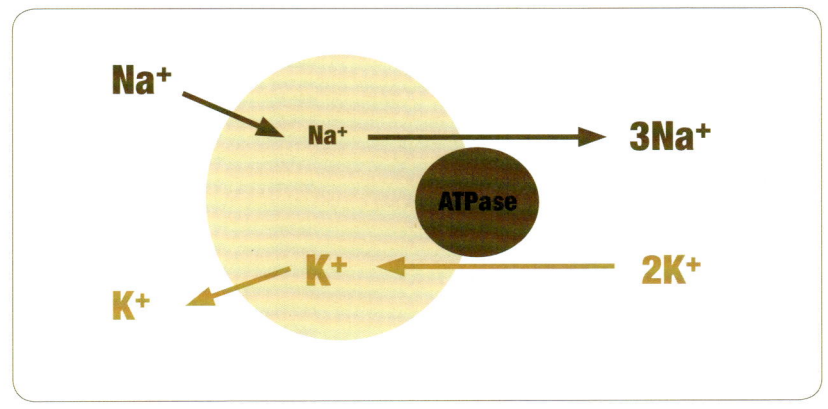

구구히 혈을 조절한다고 해도 무슨 도움이 되겠는가. 그러므로 사람을 치료할 때는 기를 조절하는 것이 첫째이고 혈을 조절하는 것이 그 다음이다. 이것이 선양후음先陽後陰이다.

기가 혈을 끌고 다닌다는 말은 혈관과 적혈구를 (-)전자인 시알산으로 코팅한 것을 뜻한다. 이로 인해 적혈구가 서로 붙지 않고 혈관을 잘 순환하기 때문이다.

《황제내경》의〈음양응상대론陰陽應象大論〉편에서는 "음양陰陽이란, 천지天地의 길이자 우주宇宙가 변화하는 질서이다天地之道也. 음양은 삼라만상을 통제하는 기강이며 뼈대다萬物之綱紀. 변화를 일으키는 부모이다. 음양은 모든 변화를 일으키는 원리이다變化之父母. 탄생과 죽음의 근본과 시작이다. 살리고 죽이는 것이 음양에서 나온다生殺之本始. 음양은 신명이 깃드는 집이자 모든 조화의 신비가 들어있는 창고이다神明之府也. 병을 치료하는데 반드시 근본음양에서 구해야 한다. 인간과 삼라만상의 병은 반드시 음양의 조절을 통해서 고쳐야 할 것이다治療必求於本"라고 했다.

성경의 입장에서 보면 양은 하나님이고 음은 인간이다. 남자는 양이고 여자는 음이다. 새로운 생명의 탄생에 있어 남녀의 역할이 따로 있다. 농사도 그렇다. 땅을 가꾸고 씨를 심고 거두는 것은 인간의 역할이지만 날씨를 주관하고 싹을 틔우고 열매를 맺는 것은 신의 영역이다. 성경은 피血를 음양원리의 핵심으로 보았다.

인간은 스스로 피를 만들거나 돌게 만드는 능력이 없다. 먹고, 마시고, 옷 입고, 잠자는 생활을 할 수 있을 뿐 영양을 흡수하여 피와 살을 만들고 생명을 작동시키는 것은 신만이 할 수 있다. 다시 말하면 음식이 목구멍으로 넘어가는 순간까지만 인간의 영역인 것이다. 인간이 자신의 영역에서 바르게 생활하면 하나님은 당신의 능력으로 건강을 주신다. 결국 인간은 건강을 선물로 받는 것이지 스스로 만드는 것은 아니다.

음양오행은 동양사상의 기저基底를 이룬다. 모든 생명의 근원이자 천지에 가득 차 있는 힘이 기氣요, 우주만물을 만들어 내는 상반된 성질의 두 가지 기운으로서의 음과 양을 아울러 이르는 말이 음양陰陽이다. 음양오행은 동양철학에서 우주만물의 변화양상을 다섯 가지로 압축해서 설명한다. 인간 사회를 구성하는 다섯 원소인 목木·화火·토土·금金·수水의 운행변전運行變轉을 뜻하는 오행五行은 우주 만물을 이루고 있다.

성경과 동양철학은 언뜻 보면 비슷한 것 같지만 서로 목표점이 다르다. 동양사상에는 모든 생명의 핵심에 신神이 없다. 음과 양을 모두 인간이 주관할 수 있다고 보는 것이다. 근본이 틀어짐으로 인해 나타나는 미세한 차이는 곧 커다란 결과로 나타난다. 브라질에서 나비가 날갯짓을 하면 미국에선 토네이도를 일으키는 '나비효과'처럼 말이다.

음양오행설은 인간과 하나님이 서로 협력하여 생명을 창조하는 것으로 보지 않고, 생명의 근원이 배재된 하나의 법칙이 인체를 회복시킨다고 보는 관점이다. 성경에서는 인간과 신의 영역을 따로 구분하지만, 음양오행설은 인간이 신의 영역까지 지배하여 생명의 조화를 이룰 수 있다고 주장한다. 하지만 음과 양을 지배하는 권한은 창조주에게만 있고, 인간은 스스로 생명프로그램을 만들거나 지배할 수 없다. 인류의 질병이 갈수록 증가하고 있다는 점이 이를 증명한다.

  나는 인간이 생명의 흐름을 지배할 수 있다고 보는 음양오행과는 반대로, 성소가 계시했으며 현대과학에 의해 밝혀진 것처럼 인간을 하나님이 만든 전자기기로 바라볼 것이다. 그리고 인간의 영역에서 충실히 신성과의 연합을 수행할 것이며 이를 실천하기 위해 정전기와 과전압을 해소하고 생명에너지를 증폭하는 방법을 끊임없이 모색할 것이다.

  고대 아테네의 희극작가 아리스토파네스는 "현명한 사람은 적으로부터 많은 것을 배운다."고 했다. 비록 음양이론은 인간이 생명을 지배할 수 있는 존재라며 진실을 왜곡하지만, 그 효능은 고대로부터 경험에 의해 검증되어왔다.

  음양응상대론에서 "음양은 천지의 근본이요 만물의 기강이다. 변화의 부모이면서 생살生殺의 시작이고 신명神明의 집이다"라고 주장하는 말을 다시 떠올려 보자. 이러한 관점에서는 음양의 도리 없이 만물의 변화를 설명할 수 없다. 중국 송나라의 소옹邵雍은 《관물외편觀物外篇》에서 "일음일양一陰一陽은 천지의 도道인데 물物은 음양으로 말미암아 생기고 음양으로 말미암아 이룬다." 하였다. 형이상학적인 의미에서 도는 어디에나 존재하는 만물의 근원이다. 《주역》계사전繫辭傳에 "일음일양을 일컬어 도라 하는데, 그것을 이은 자는 선善하다 하고 그것을 이룬 자는 성性이라 한다."고 하는 이 문구는 도의 변화 또한 음양으로 잘 드러내고 있다. 선하다고 한 것은 도덕적인 의미이고, 성이라고 한 것 또한 도덕적 행위의 바탕을 말하는 것이므로 도덕과 음양은 서로 뗄 수 없는 관계인 것이다.

주희朱熹는 선과 성을 모두 음양에 귀속시키고 "대개 천지 변화는 음이 없이 되는 것은 아니나 물物이 형태를 갖추지 않은 것은 양에 속하고, 물이 그 성을 바르게 하는 데 양이 없이 되는 것은 아니나 형기形器가 이미 정해지면 음에 속한다朱子文集, 答廖子晦書."고 설명했다. 도덕적인 것과 천지 변화의 이치가 모두 음양의 도리에 의해 이루어진다는 것이다.

음과 양은 각각 홀로 독립할 수 없다. 음과 양은 서로 의존하는 관계이다. 이를 두고 소옹은 "양은 홀로 설 수 없고 반드시 음을 얻은 후에 설 수 있기 때문에 양은 음을 기基로 삼고, 음은 스스로 나타날 수 없어 반드시 양을 얻은 후에 나타나기 때문에 음은 양으로 창唱을 삼는다."고 했다.

우주만물이 있기 이전, 공허하고 혼돈했던 때가 태극太極이다, 태극은 공간적으로나 시간적으로나 끝이 없기 때문에 무극無極이라고도 한다. 우리나라에서는 태太를 '콩 태'라고도 부른다. 콩을 물에 불리면 양쪽으로 떡잎이 나오고 그 속에 심벌이 보이는데 이것이 바로 만물을 낳는 태극의 핵인 것이다. 태극은 운동을 통해 음양이 나오고, 음양은 만물을 활동하게 하는 원동력이다.●

엘렌 G. 화잇은 음양의 조화를 '신성과 인성의 연합'이라고 설명한다. 하나님께서는 인간의 도움 없이는 일하지 않으신다. 하나님께서는 인간이 그 주어진 능력과 역량을 사용할 때에 그에게 힘을 주시고 그와 협력하신

● 김석진, 《대산 주역강의》, 한길사, 1999, 62~70쪽.

다.(시대의 소망, 535) 또한 하나님께서는 그리스도의 은혜를 통하여 우리가 완전한 표준에 이르기를 원하신다. 주께서는 우리가 바른 길을 선택하고 하늘의 역사에 협력하며 우리 안에 하나님의 형상을 회복할 원칙들을 채택하라 하신다. 당신의 말씀이 기록된 대천연의 책 속에 생명의 원칙을 나타내 보이셨다. 우리의 할 일은 이에 대한 지식을 얻고 순종함으로써 육체와 심령의 건강을 회복하는 일에 하나님과 협력하는 것이다.(좋은 음식 올바른 식사)

  곡식을 수확하는 과정을 예로 들어보자. 곡식을 수확하려면 사람이 직접 땅에 씨를 뿌려야 한다. 하지만 사람이 씨를 뿌렸다 하더라도 하나님께서 햇볕과 우로와 구름을 주시지 않는다면 곡식은 자라지 못할 것이다. 이처럼 사람의 의지와 하나님의 뜻이 협력하면 전지전능한 힘이 생긴다. 사람이 생명을 유지할 수 있는 이유도 하나님이 우리와 협력하고 있기 때문이다. 이러한 원칙은 모든 사업이나, 학술, 과학 방면에 있어서도 똑같이 적용되며, 품성 도야나 그리스도인 봉사 사업에 있어서도 동일하다. 하나님의 능력이 우리와 함께 하시지 아니하면 우리의 온갖 노력은 버려진 땅 신세가 되고 말 것이다. 사람이 영적 방면으로든지 세속적 방면으로든지 무언가를 성취하였다면 반드시 조물주와의 협력으로 이루어진 것임을 잊어서는 안 된다.(실물교훈,81)

  인체는 (+)와 (-)인 전기의 힘으로 움직이는 전자기기이다. 본질적으로 육체는 전기와 관련되어 있다. 지적활동으로 촉진된 두뇌의 전력은 모든 신체기관에 활력을 주고 질병에 저항하는 데 큰 도움을 준다. 이것을 명백히 알아두어야 한다.(교육, 209) 살아 있는 기계를 돌보지 못하는 것은 창조주에 대한 모욕이다. 하나님께서는 인간이 법칙에 순종하여 하나님과 협력한다면, 인간 기계가 건강하게 활동할 수 있도록 지켜주겠다고 친히 서약하셨다. 그분은 우리가 수리할 수 있는 부분은 직접 수리하기를 원하신다.(좋은 음식 올바른 식사)

● EARTHING CAMP
제31편

미마이

> 놋쇠가 인체를 치유하는
> 파장과 입자를 방출하는 것은 과학이다.
> 소리치유이며 자연법칙이다.

    일본인은 병문안 가는 것을 '미마이見舞い' 간다고 한다. 이를 문자 그대로 해석하면 '춤추는 것을 보러간다舞を見に行く'가 되어 병문안과는 어울리지 않는다. 그러나 고대사 맥락에서 풀어보면 쉽게 이해할 수 있다.
    우리 조상들은 병에 걸리면 액신厄神에 걸렸다고 해서, 무당을 불러 굿을 했다. 어릴 적 마을에서 종종 볼 수 있었던 굿판은 재미있기도 했고, 또 엄숙하기도 했다. 고대 사람들에게 굿은 신비스런 인신人神의 춤이었다. 그 굿은 대개 3일 밤낮을 쉬지 않고 벌인다. 굿을 보러 가지 않으면 액신이 자신의 집에 옮겨올 수도 있다는 미신이 있었기 때문에 굿판이 벌어지면 온 마을 사람들이 구경하러 갔다. 게다가 닭, 쌀, 잡곡, 채소 등 반드시 자기 집에

있는 귀한 것을 한 가지씩 들고 가는 관습이 있었기 때문에 굿은 점점 하나의 마을 행사가 되었다.●

　굿을 양자역학적으로 분석해보면, 징과 꽹과리 소리는 몸 속 병균을 죽이고 독소를 제거하는 역할을 했다. 때문에 마을사람들은 굿을 보러 오지 않으면 액신이 자신의 집에 들어온다고 여겼고, 굿 구경 값 또한 내야 했다. 그 대신 무당은 신명나는 놀이판을 벌여 마을 주민의 병을 고치고 즐거움을 주었다. 굿이 재미없다면 누가 굿 값을 내고 구경하겠는가? 무당은 신을 찬양하는 경배의식에 춤의 신비성을 더해 사람들에게 재미와 믿음을 심어주었고, 이를 통해 추종자들의 지지를 받을 수 있었다.

　모세가 성경을 기록하기 이전 시대, 즉 노아홍수 이전의 사람들은 천수 가까이 살면서도 문자가 따로 필요 없을 정도로 기억력과 지력이 탁월했다. 아담의 핏줄인 셋과 에녹은 지능이 대단하고 학식이 뛰어난 사람들이었다. 이들은 현대의 최첨단 양자역학에 관한 모든 것에 통달해 있었다. 하나님의 말씀으로 만물이 창조되었으며 빛을 비롯한 모든 물질은 파동과 입자를 동시에 가지고 있다는 것을 알고 있었던 것이다.

　노아홍수 이후는 청동기 시대, 즉 구리와 주석의 합금인 놋의 시대이다. 그러므로 성경의 역사는 곧 놋의 역사이다. 성소를 지을 때도 금, 은보다 놋을 가장 많이 사용했다. 우리나라에도 놋으로 만든 그릇이나 악기, 생활도구들이 많았다. 그런데 굿에 사용된 징과 꽹과리는 어떻게 액신을 물러

● 이남교, "[이남교의 韓日似典] 미마이(見舞い)와 굿구경", 한국교직원신문, 2003. 7. 24.

가게 하고 병을 고칠 수 있었을까? 놋에는 어떤 비밀이 숨어 있는 것일까?

굿을 할 때 쓰는 징과 꽹과리, 무령은 모두 놋으로 만들어졌다. 그리고 현대 의학은 모든 질병의 원인을 균이라고 밝혔다. 균을 물리칠 수 있는 유일의 방법은 금과 은과 놋과 수은이며 성소는 이것을 계시하고 있다. 그리고 이스라엘 백성들이 고기와 함께 먹었다던 쓴 나물은, 강력한 살생제인 수은이 가장 많이 들어 있는 쇠비름이었다.

모든 생명체는 척추뼈와 간이 있는 고등생명체와 척추뼈와 간이 없는 하등생명체로 분류할 수 있다. 그런데 인체에 병을 일으키는 병균과 같은 하등생명체는 간이 없어 구리를 해독하지 못한다. 청동기 시대엔 구리와 주석의 합금인 놋을 주요 생활도구로 사용했기 때문에 사람의 몸속에는 놋 성분이 많이 축적되어 있었다. 병이 들었을 때 무당을 불러 굿을 하면 병이 나았던 것도, 징과 꽹과리에서 나가는 파동과 입자가 공명을 통해 체내에 들어가고 이것들이 세균의 생식기를 터뜨려 죽이는 작용을 했기 때문이었다. 최첨단 양자역학치료인 셈이다. 오늘날의 방사선치료도 이와 같은 원리이다.

농사꾼이 들판에서 흥을 돋우기 위해서 연주한 농악소리는 농작물에 생명력을 주는 동시에, 그 소리와 입자가 병균을 죽여서 병으로부터 보호한다. 놋으로 만든 워낭 소리가 소의 몸에 기생하는 균을 죽이는 것과 같다. 집에서 놋그릇을 사용하면 바퀴벌레가 사라지고 냉장고 안에 놋 제품을 넣어두면 냄새가 사라진다.

단순히 놋그릇을 부엌에 갖다놓는다고 해서 바퀴벌레를 죽일 수는 없다. 그러나 놋그릇을 두고 음악을 틀어주면 파장이 놋을 진동시켜 바퀴벌레를 공격한다. 간이 없는 바퀴벌레는 구리를 해독하지 못해 곧 소멸된다. 집안에 징을 걸어두고 음악을 틀면 균, 모기, 파리, 바퀴벌레, 벌레들이 사라지고 집안의 공기가 맑아진다. 징을 치지 않더라도 징 가까이에서 음악을 틀어주면 미세한 파장 흐름이 집안을 밝게 만든다. 특히 징은 파장이 짧은 무속용 징보다 파장이 길고 울림이 좋은 건강 징이 좋다. 냉장고가 돌아가는 상황에서 냉장고 안에 옛날 10원짜리 동전을 넣어놓으면 동전의 구리파장이 균을 죽이지만, 냉장고가 꺼진 상황에서는 동전의 구리파장이 나가지 않아 균을 죽일 수 없다. 흔들거나 바람이 불지 않으면 숯에서 음이온이 나오지 않는 것과 같다.

　모든 자연농법에서는 인체에는 무해하고, 하등생명체에는 치명적인 구리로 만든 황산동을 농약으로 쓴다. 또한 비닐하우스 안에서 채소를 재배할 때 음악을 틀어놓는다. 음악 중에서도 놋쇠소리가 나는 징이나 꽹과리 소리를 들려주는 것이 근본적으로 병충해를 예방할 수 있는 방법이다. 이러한 이유로 과거에는 농악을 틀어주기도 했다. 사찰의 놋쇠 풍경소리 또한 벌레의 근접을 막는 수단이었다. 놋쇠가 인체를 치유하는 파장과 입자를 방출하는 것은 과학이다. 소리치유이며 자연법칙이다.

　병원문의 손잡이를 놋으로 만든다거나 감염을 막기 위해 병원의 모든 기구를 구리 제품으로 바꾸는 것이 그 예이다. 결국 무당이 신의 힘으로 병을 고친 것이 아니라, 징과 꽹과리에서 나온 구리와 주석 입자들이 근육에 힘을 실어주고, 병균을 멸했던 것이다. 재주는 곰이 넘고 돈은 사람이 받는다는 말처럼, 징과 꽹과리가 병을 고쳤는데 무당이 돈을 받는 격이다.

　노아의 홍수라는 대격변이 만들어낸 역사를 통해 우리가 얻을 수 있는 교훈은 무엇인가? 현명한 자는 적에게서 많은 것을 배운다 하지 않았는가? 질병으로 가득한 환자수용소인 지구에서 인간이 가져야 할 마지막 희망은 무엇인가? 생체 내 면역 증강을 위해서는 1차 면역계인 선천적 면역계와 2차 면역계인 후천적 면역계에 대한 활성화가 필요하다. 1차 면역계가 무너진 현시대에 내성과 부작용으로 치명적 영향을 미치는 항생제나 항암제가 아닌, 2차 면역계의 활성화를 위한 양자역학적 치료에 더욱 관심을 기울여야 한다.

　소리치료에 있어서 놋은 떼어놓을 수 없는 존재다. 성경의 역사에서 놋과 은과 금은 항상 이스라엘 백성들의 여정에 함께 했다. 명상을 할 때도 놋과 은과 금을 몸에서 분리하지 않았다. 최고의 명상 수행국인 인도에 가보라. 온몸에 장신구를 하고 다닌다. 그들은 놋대접에 물을 조금 담아 손바닥 위에 올려놓고, 가죽으로 싼 막대기로 그릇 가장자리를 문지른다. 그러면 그릇이 진동하며 파장을 일으키는데 이 파장이 손바닥을 통해 온몸에 전사되어 몸속 병균을 죽이는 역할을 하는 것이다. 독소를 뿜어내는 균이 사라지니 마음이 안정되고 잡생각 없이 명상에 집중하게 된다.

　그들이 이런 원리를 알고 하는 것인지는 잘 모르겠다. 하지만 경험으로 체득한 것임은 분명하다. 산업사회에 발달한 집단이기주의는 가치 없는 것을 가치 있는 양 세뇌시킨 반면, 정작 생명과 건강에 중요한 것들은 비하

하고 천시하며 사장시켜 버렸다. 그렇다고 무당 굿하듯이 하라는 것은 아니다. 그저 생활 속에서 놋그릇을 많이 썼으면 좋겠다. 사찰에서는 놋 제품을 많이 사용한다. 제사 지낼 때 쓰는 놋그릇은 그 파장으로 몸의 균을 죽이고 정결하게 한다. 성경의 역사는 놋과 함께했지만 이 점에 있어서 기독교는 아직 무지하다.

성경에서는 금이 인체에 미치는 영향이 절대적이라고 본다. 금과 은과 놋과 쇠비름 속의 수은은 균으로부터 인체를 보호하고 품성 변화에도 영향을 미치는 고귀한 금속이다. 인도에 '남편은 팔아도 금은 팔지 못 한다'는 말이 있다. 가슴에 깊이 새겨볼만한 말이다. 금과 은과 놋은 자기의 모든 것을 다 팔고 소유해도 될 만큼 가치 있는 생명 회복 매개체라는 사실을 잊지 말았으면 한다.

EARTHING CAMP
제32편

프리모시스템과 빛

> 너희에게는 의로운 해가 떠올라서
> 치료하는 광선을 발하리니
> 너희가 나가서 외양간에서 나온 송아지같이 뛰리라
> _말4:2

    몸에는 혈액이 순환하는 혈관과 함께 기氣를 순환시키는 통로가 있는데 이를 경락經絡이라고 한다. 기는 일정한 계통을 따라 흐르는데 경락의 경經은 곧게 수직으로 흐르는 큰 줄기를 말하고, 락絡은 옆으로 흐르는 가지를 말한다. 인체의 오장육부와 혈관, 신경, 근육 등은 경락을 통해 유기적인 관계를 형성하고 있다. 총 12개의 경락은 몸의 내부와 외부를 연결한다. 경락은 생명에너지의 통로이자 호르몬과 전자의 통로이기도 하다. 림프관뿐만 아니라 생명의 흐름인 혈관 속에도 경락이 존재한다.

    평양의대 김봉한 교수는 1960년대에 경락 실태에 관한 연구를 비롯한 5편의 논문을 발표하며 서양의학의 한계점을 지적함과 동시에, 지금까지 발견하지 못했던 경락계의 존재를 주장했다. 그에 따르면 한의학에서 침을 놓는 자리인 경혈에는 프리모노드Primo-node라는 작은 알갱이 조직들을 잇는 선이 있는데, 그것이 바로 에너지의 통로인 경락프리모관이라 했다.

프리모관은 혈관, 장기표면 등을 비롯해 몸 전체에 골고루 퍼져 있으며 열과 전기 등에 대한 전도도가 높다. 또한 프리모관은 산알살아있는 생명의 알이라는 뜻이라는 생체활성물질로 가득 차있는데, 이 산알이 경락의 핵심이다. 산알은 세포보다 더 작으며, 상황과 필요에 따라 세포를 만들기도 하고 죽이기도 한다. 이러한 가설을 토대로, 혈액순환계 림프계와 더불어 몸의 면역 등을 담당하는 제3순환계가 프리모관이라는 주장이 바로 '봉한학설'이다.

봉한학설은, 생물체의 몸에는 경락과 일치하는 봉한관이라는 또 다른 순환체계가 있다는 이론이다. 봉한관은 봉한소체라는 특정 지점을 기점으로 하여 뻗어나가는데 이 봉한소체는 경혈과 같은 곳에 위치한다. 봉한관과 봉한소체에는 산알이 흐른다. 산알은 미분화 줄기세포와 유사하여, 상처가 난 곳 등에 공급되면 그 부분을 재생시킨다. 그리고 생물체가 사망하면 봉한관은 사라진다.

서울대 한의학 물리연구소의 소광섭 교수는 최근 봉한학설을 지지하는 연구결과를 내 놓았다. 양자물리학으로 박사학위를 받은 그는 DNA구조를 밝혀낸 프랜시스 크릭●이 물리학자였다는 점에 감명 받아 한의학 물리

● 프랜시스 크릭(Francis Crick) : 영국의 물리학자이자 분자생물학자. 1953년 DNA분자의 이중나선모델을 발표하여 1962년 노벨 생리의학상을 수상한 DNA 전문가이다.

분야를 만들었다.

　소교수는 여러 번의 실패 끝에, 쥐의 장기 표면에서 경락프리모관으로 보이는 부분을 찾아냈다. 또한 이 관 속에서 산알로 추정되는 둥근 알 모양의 DNA를 갖는 작은 세포도 발견했다. 1960년대 김봉한 교수가 주장했던 학설을 40년 만에 확인함으로써 의학 분야의 새로운 발전을 이루어낸 것이다. 그는 DNA에서 생물광자빛의 형태로 보이는 생체전기가 방사된다는 독일 연구팀의 논문을 보고 우리가 말하는 기氣라는 것도 산알에서 방출되는 신호일 것이라 가정하고 연구를 진행하고 있다. 현재까지 소광섭 교수는 쥐와 토끼를 대상으로 장기표면, 혈관, 림프관 세 곳에서 경락을 발견했다. 그들은 앞으로도 동물실험을 계속하여 전신에 퍼져있는 경락을 발견한다면, 인체에 응용한 연구를 시작할 계획이다.●

　경락은 혈관제1순환계과 림프관제2순환계에 이은 제3의 순환계이며, 건강의 핵심인 호르몬 등 중요한 액체가 흐른다. 이 경락망은 몸속의 혈관, 각종 장기, 뇌와 신경 속까지 퍼져있는 조밀한 망이며 한의학에서 침놓는 자리와 일치한다. 이 기관의 주요 기능은 조직의 재생이다. 즉, 모든 조직이 손상되거나 괴사할 때 이를 다시 건강한 조직으로 살리거나 유지·보수하는 기관이다. 이러한 조직 재생이 가능한 이유는 산알이 세포를 치료하기 때문이다. 현대의학으로 보자면 산알은 줄기세포의 씨앗이고 경락시스템은 줄기세포와 재생치유를 관장하는 역할을 하는 것이다.

● 국가과학기술위원회 공식블로그 : nstckorea.tistory.com

산알의 증식이 원활해야 노화된 기관을 재생시켜 건강을 유지하기에 용이하다. 산알이 증식하는데 가장 필요한 것은 빛이다. 산알이 빛을 받지 못한다면 증식이 일어나지 않는다는 것이 봉한팀의 관찰 결과이다. 피부에 경혈이 있는 것은 산알이 빛을 받아 증식이 되도록 한 하나의 장치이다. 말하자면 경혈은 햇빛을 받는 창문이다. 몸속의 장기가 노화 없이 건강을 유지하려면 경혈을 통해 빛을 받아 산알 증식이 원활하게 이루어져야 한다. 그래서 치매를 예방하거나 치료하기 위해서는 적절하게 빛을 받아야 한다고 하는 것이다. 빛은 생명의 기원이다. 미래 의학이 빛의 의학으로 돌아가는 것은 그 근본으로 돌아감을 의미한다. 학계에서는 "우리 몸에는 자연적인 의료시스템이 있는데 그것은 경락·경혈이며, 그래서 이 프리모시스템이 우리 몸에 있다는 것은 모순된 것이 아니며 놀라운 일이 아니다."라는 입장이다.

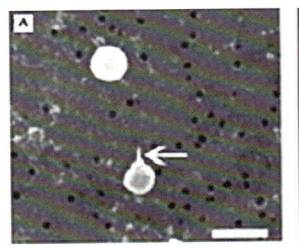 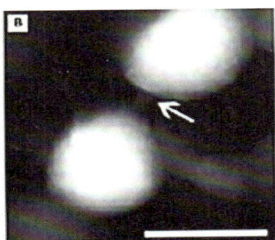 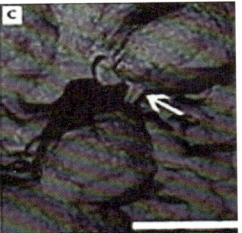

〈그림〉 산알이 싹을 티어 두 개로 증식하는 모습

- 차세대융합기술연구원 : aict.snu.ac.kr
- 박현철, "프리모 시스템이란?", 한의신문, 2010. 11. 22.

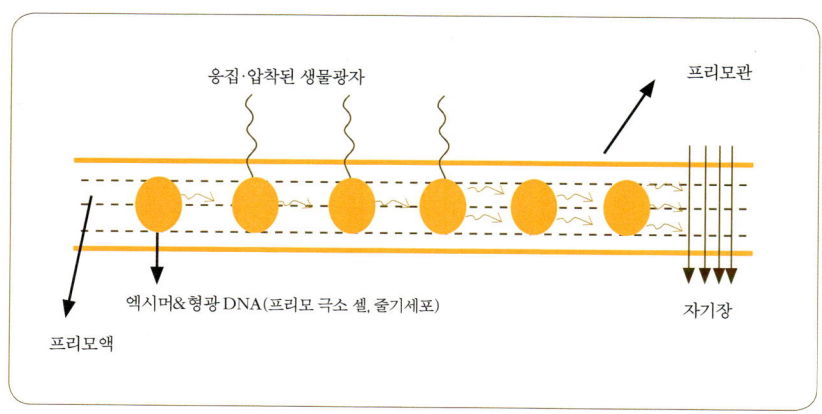

〈그림〉 경락의 광통신 채널 가설과 김봉한의 프리모관

　프리모시스템은 생물학적으로는 제3순환계의 발견이고 의학적으로는 혁명적 치료기술의 도래를 의미한다. 질병의 치료뿐만 아니라 건강과 양생에 있어서도 완전히 새로운 패러다임이다. 그림에서 볼 수 있듯이 프리모관은 하나의 광파이버이다. 이 속을 흐르는 산알은 줄기세포의 원천이다. 자기장이나 전기적 방법으로, 수련에 의해서 산알이 빛을 일관성 있게 방출한다면 레이저처럼 강한 빛을 낼 수 있을 것이다. 경락프리모관에 통하는 에너지는 빌헬름 라이히가 일찍 발견한 바 있다.

　성경 말씀에 의하면 아담과 하와는 의복은 입지 아니하고 천사들처럼 빛의 옷을 두르고 있었다. 그러나 지금은 그들을 감싸주었던 빛의 옷은 사라졌다. 죄를 지은 후, 그들은 나뭇잎을 둘렀다. 그들의 영원한 생명은 빛의 옷이 사라짐과 동시에 사라졌다. 죄가 없는 새 하늘과 새 땅에 대하여 요한은 다음과 같이 계시한다.

그 성은 해나 달의 비췸이 쓸데없으니 이는 하나님의 영광이 비취고 어린 양이 그 등이 되심이라[계21:23]

최초에 땅을 창조한 빛은 태양이 아니었다. 그것은 하나님의 빛이었다. 태양은 넷째 날에 만드셨기 때문이다. 이 빛이 생명에너지고 기$_氣$이다.

하나님이 가라사대 빛이 있으라 하시매 빛이 있었고[창1:3] 그 빛이 하나님의 보시기에 좋았더라[창1:4]

이 생명에너지에 대하여 말라기 4장 2절에서는 "내 이름을 경외하는 너희에게는 의로운 해가 떠올라서 치료하는 광선을 발하리니 너희가 나가서 외양간에서 나온 송아지같이 뛰리라"라고 기록했다. 성경적 입장에서 보면 햇빛만을 생명파장이라고 볼 순 없다. 유해전자파를 제거하면서도 생명파장을 줄 수 있는 매체가 따로 필요하기 때문이다. 빛의 근원인 '치료하는 광선'은 파장과 입자로 분해된다. 이 파장은 성경에서 금과 은과 놋의 파장이다. 성소가 그렇게 계시하기 때문이다. 생명회복에 대하여 성경은 다음과 같이 기록한다.

그들을 인도하여 은금을 가지고 나오게 하시니 그 지파 중에 약한 자가 하나도 없었도다[시105:37]

베드로가 가로되 은과 금은 내게 없거니와 내게 있는 것으로 네게 주노니 곧 나

사렛 예수 그리스도의 이름으로 걸으라 하고[행3:6]

이 말씀은 금과 은이 없으므로 그리스도의 이름으로 걸으라는 역설적 의미를 담고 있다. 이 를 직역하면 금과 은의 파장이 생명을 회복시킨다는 뜻이 된다. "은도 내 것이요 금도 내 것이니라 만군의 여호와의 말이니라[학2:8]" 결국 인체는 전자기기이며, 자연치유란 금과 은과 놋에서 나오는 파장이 경락이라는 광케이블을 통해 인체에 흡수되어 산알이라는 줄기세포를 자극하는 과정을 말한다. 경락을 통해 생명력을 파괴시키는 전자파를 제거하고 하나님의 생명 파장을 인체에 전사시키는 금, 은, 놋은 하나님이 허락하신 생명회복의 매체이다. 현대의 인류는 전자파 공해로 인해 자연치유기능을 상실하고 있다. 따라서 나쁜 파장으로 인한 정전기를 해소하고 땅으로부터 (-)전자를 받아 인체를 회복하는 경락에 공급하여 생명을 소생시키는 어싱은 꼭 필요하다.

수많은 동양의서東洋醫書에서는 경락에 대해 '영위순환榮衛循環'이라고 표현한다. 영榮은 혈血을 뜻하며 위衛는 기氣를 말하는 것으로 혈과 기를 순환시키는 것이 바로 경락經絡이라는 뜻이다. 경락치료는 일반적으로 침과 경락마사지를 말한다.

성경은 경락에 생명의 전류가 흐르게 하고 산알을 통해 새로운 조직을 재생하는 방법으로 침례예식을 제시한다. 이 방법으로 질병을 치료한 사람이 엘리사 시대의 문둥병환자 나아만 장군이다. 그가 일곱 번 요단강 물에 몸을 잠기게 했을 때 어린아이의 살처럼 피부가 회복되었다.

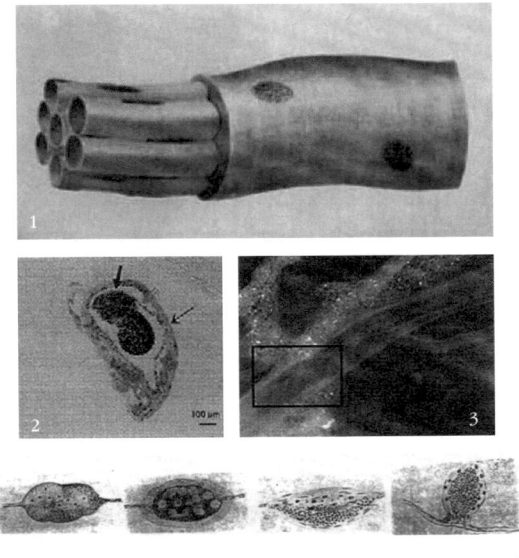

1 혈관이나 림프관과는 달리 여러 개의 다발 모양을 하고 있는 봉한관
2 림프관 내 봉한관과 봉한소체
3 단면으로 잘라본 봉한소체
4 림프관 속의 봉한소체에서 림프구들이 성장하는 과정의 모식도. 완전히 성숙한 림프구는 파괴된 외막을 뚫고 밖으로 나온다. (김봉한, 《조선의학》, 1965)

아침마다 냉탕 속에 들어갈 때 경락이 받는 자극은 온 전신에 침을 맞는 것과 같은 효과를 나타낸다. 특히 겨울에 하는 냉수마찰과 냉탕이 경락에 주는 자극은 엄청나다. 생명의 흐름을 촉진시킨다. 류마티스 환자가 영하 110도의 습기가 없는 극저온 냉동 창고에서 2~3분간 견디면서 그 자극으로 몸 안의 자연치유를 경험하는 것과 같다.

임페리얼 칼리지의 물리학자들은 광학분야 국제 학술지 〈네이처 포토닉스Nature Photonics〉를 통해 3단계 절차를 밟으면 실험실에서도 빛을 물질로 전환할 수 있다고 주장하는 논문을 발표했다. 이 논문에 따르면 ①금으로 된 얇은 판에 전자를 발사해 고출력 광자 빔을 만들고 ②역시 금으로 만든 작은 캡슐, 이른바 홀라움빈 공간에 고출력 레이저를 발사해 별에서 방출되는 수준의 매우 밝은 빛을 만들며, 마지막으로 ①에서 생성된 광자 빔을 홀라움에 보내 두 개의 광자 흐름이 서로 충돌하게 했다. 이런 상태가 되면 높은 에너지를 가진 광입자들에 엄청난 압력이 가해져 10만 개 가량의 전자-양전자 조합을 만들어낼 수 있을 것으로 기대하고 있다.●

빛을 통해 생명을 창조할 때, 그 매체는 금의 파장이었다. 금은 인간의 생명과는 뗄 수 없는 관계에 놓여있다. 태초부터 인간에게 준 생명과는 그 성분이 금과 은이었기 때문이다.

홍수 전에는 금, 은, 보석들이 지구에는 풍부했다. 인류는 아직도 그 초기

● "英물리학자들의 도전… 빛에서 물질 생성한다" 연합뉴스, 2014. 5. 19.

의 생명 활력의 대부분을 가지고 있었다. 아담이 생명을 연장시키는 나무에 접근할 수 있었던 때로부터 수 세대가 지났을 뿐이어서 사람의 수명은 아직도 백년을 단위로 헤아렸다.(부조와 선지자, 90) 새 하늘과 새 땅에서 나는 순은純銀으로 된 식탁을 보았는데 그 식탁의 길이가 여러 마일이 되었으나 우리의 눈은 그 식탁 위를 다 볼 수 있었다.(초기문집 19)

금과 은은 인류의 생명과 밀접한 관계가 있다. 핵심은 육체의 생명인 피와 금이 어떤 관계가 있느냐이다. 피가 생명의 실체이고 피가 모든 신체를 주관한다면 피의 건강이 곧 생명이기 때문이다. 피 검사를 통해 모든 질병을 관찰하고 찾아내는 시대가 되었다.

성소 안의 모든 기구는 금이다. 성소는 모두 놋과 은에 기초하여 금으로 만들어져 있다.

금향로와 사면을 금으로 싼 언약궤가 있고 그 안에 만나를 담은 금항아리와 아론의 싹난 지팡이와 언약의 비석들이 있고[히9:4]
에베소 교회의 사자에게 편지하기를 오른손에 일곱 별을 붙잡고 일곱 금촛대 사이에 다니시는 이가 가라사대[계2:1]

지성소의 십계명이 들어있는 법궤뚜껑이 시은좌이다. 조각목으로 만든 법궤는 금으로 쌌다. 그리고 그 법궤 위에 뿌려진 피에서 하나님의 임재의 상징인 쉐키나의 영광이 나왔다. 이는 경락이라는 광케이블을 통해서 생명 되는 피에 금의 파장이 들어갈 때, 인간의 생명이 건강하게 존재할 수 있다는 계시이며 이 계시를 담은 설계도로서 성소가 주어졌다.

은사패드와 은목걸이, 금목걸이는 전자기기인 인간생명을 재창조하는 생명파장의 근원이 된다. 성경은 그리스도인의 생명이 시험받을 때 금을 사용하라고 권고한다.

> 만일 누구든지 금이나 은이나 보석이나 나무나 풀이나 짚으로 이 터 위에 세우면[고전3:12] 각각 공력이 나타날 터인데 그 날이 공력을 밝히리니 이는 불로 나타내고 그 불이 각 사람의 공력이 어떠한 것을 시험할 것임이니라[고전3:13]
> 내가 너를 권하노니 내게서 불로 연단한 금을 사서 부요하게 하고 흰 옷을 사서 입어 벌거벗은 수치를 보이지 않게 하고 안약을 사서 눈에 발라 보게 하라[계3:18]

예수께서는 결코 사소한 것을 말씀하시지 않는다. 나는 성소가 양자역학적 측면에서 계시된 인간회복의 설계도라고 생각한다. 현대과학을 통해 밝혀진 연구를 조심스럽게 맞추어보고 경험으로 그것을 확신하게 되었다. 이것은 자연법칙이다. 재현성再現性의 법칙을 통해 경험되기 때문이다.

성경에 기초해 보면, 경락을 통해 들어가야 할 생명빛은 태양 이전에 존재하여 태양을 창조한 빛이어야 한다. 성경의 역사에서 볼 때 그 빛은 이 시대의 금과 은과 놋의 파장이다. 성소 또한 그렇게 계시한다. 놋과 은과 금을 사용하면 건강해진다는 논리는 인체를 전자기기로 보고 빛이 파장과 입자를 동반한다는 양자역학적 측면에서 이해한다. 하나님이 이미 성소를 통해 빛의 속도로 교감하는 전자기기의 원리를 계시하셨기 때문이다. 현대 양자역학보다 더욱 완벽한 증거가 바로 성경의 계시이다. 전자의 이동통로인 광케이블과 같은 역할을 하는 경락, 즉 프리모관 내의 정전기는 생명의 흐름을 파기시킨다. 성소는 땅과 은과 금과 피로 이동하는 모든 (-)전자의 흐름을 설계하여 보여주는데, 이것에 기초한 것이 접지어싱이다. 접지를 통해 생명의 광자산알가 빛을 발한다.

● EARTHING CAMP
제33편

생체를 복구하는 호르메시스 효과•

> 모든 물질은 유독하며, 유독하지 않은 물질은 없다.
> 독이냐 약이냐를 구분하는 것은 오로지 양에 달려 있다.
> _파라셀수스 Paracelsus

    일본 돗토리현의 미사사 온천은 라듐과 라돈이 많이 함유된 방사능 온천이다. 그런데 이 지역에 사는 주민들의 암 사망률은 일본 평균에 비해 1/2이 채 되지 않을 정도로 현저히 낮다. 중국 광동성은 다른 지역보다 자연 방사선이 많은 고준위 자연 방사선 지역이다. 이 지역에 사는 사람들은 기후와 생활방식이 비슷한 인근 지역의 주민보다 암 사망률이 15% 정도 낮은 것으로 나타났다. 이처럼 자연적인 수준보다 약간 강한 방사선을 쬐여주면 생체의 수선복구 체제를 활성화시킨다는 주장이 방사선 호르메시

● 호르메시스 효과 : 미량의 독소가 오히려 생체 기능에 유익한 효과를 내는 현상

스다. 저선량의 방사선이 산소 독성에서 비롯되는 DNA의 돌연변이를 억제한다는 것이다.●

　인간은 자연으로부터 연간 약 240밀리렘mrem의 방사선을 받는다. 그래서 원전수거물관리센터는 상쾌한 바람공기에서 연간 120밀리렘, 파란 하늘우주에서 40밀리렘의 방사선이 나온다며 핵 폐기장 부지에서 나오는 1밀리렘의 방사선은 안전하다는 내용을 담은 광고를 내보내고 있다. 실제로 바나나, 당근, 담수 녹조인 클로렐라, 규소성 석영질 광물 등에서 미량의 방사선이 방출되고 있다. 이로 인해 방사선 동위원소에서 방출되는 복사선이 흙이나 건축물 등지의 자연계에 흐르게 마련이다. 호르메시스 효과가 있다는 광물을 상업적으로 판매하기도 한다. 폐조직에 손상을 주는 죽음의 기체 라돈은 고혈압, 피부염 등에 효과가 있는 것으로 알려져 세포의 노화를 방지하는 온천수로 거듭나고 있다.

　세계보건기구는 전 세계 폐암 발생의 3~14%가 라돈에 의한 것이라며 라돈을 폐암을 유발시키는 일급 발암물질로 규정했다. 여러 가지 이유로 실내에 유입된 라돈이 잘 배출되지 않아 공기 중 라돈 농도가 높아지면 매우 위험하다는 것이다. 그런데 희한하게도 자연계의 라돈은 생명력을 회복시키고, 실내의 라돈은 암을 유발한다고 한다. 라돈가스의 80~90%는 토양에서 자연적으로 발생되는데 자연 가운데서는 결코 생명을 해치지 않는다는 것이다. 여기에는 양적 요인을 비롯한 다른 많은 요인들이 영향을

● 김수병, "독극물이 치료한다?", 한겨레21, 2003. 11. 13.

미치고 있겠지만, 현재 인간의 과학적 능력으로는 이를 밝히지 못하고 있다. 암을 유발할 만큼 라돈가스가 위협적이라면 '우리는 왜 라돈이 생성되는 자연으로 가야 하는가?' 라는 의문을 가지지 않을 수 없다.

저선량의 이온화 방사선이 생물에 유익하며 생체 방어력을 증가시킨다는 사실은 오래 전부터 알려져 왔다. UN 과학위원회UNSCEAR의 보고서에는 작은 양의 감마선과 고속중성자에 피폭된 쥐와 모르모트의 수명이 길어졌다는 실험결과가 나와 있다. 이런 결과들은 UN 과학위원회에 의해 선량 발단치가 존재한다는 사실을 입증하는 자료로 사용되었지만, 호르메시스 효과는 주목받지 못했다. 방사선 호르메시스는 방사선이 저선량에서는 어떠한 해로운 영향도 없다는 개념을 뛰어 넘는다. 즉, 고선량에서는 볼 수 없는 새로운 자극 효과가 저선량 영역에서 일어나고, 이런 효과가 인체에 유익할 수도 있다고 역설한다. 1994년, UN 과학위원회는 저선량의 방사선이 나타내는 자극과 적응효과에 관한 논문 405편에 대한 논평을 발표했다. 이 논평에 의하면 DNA 재생 자극, 단백질 합성, 유전자 활성화, 중압단백질의 생산, 자유기의 해독, 수용기 막의 활성화, 성장인자의 방출, 면역 체계의 자극 등이 이런 호르메시스 효과에 포함되어 있었다.●

지중에 존재하는 우라늄, 라듐, 악티늄, 토륨과 이들이 붕괴되어 생성되는 물질인 라돈가스는 지각을 통해 대기로 발산된다. 대기 중에 나온 라돈

● 김재기, 〈한국의 공기 음이온 측정기준규격에 관하여〉, 한국원적외선협회보, 2008.

은 또 다시 붕괴하여 라듐 A→B→C의 순서로 새로운 방사능 물질로 변하는데 이 사이에 $α$선, $β$선, $γ$선을 방출하여 공기를 이온화한다. 방출된 $α$선의 시속은 $2×10^9$cm/sec, $β$선은 $1~3×10^9$cm/sec이다. $γ$선은 투과성이 강하고 라듐 C의 $γ$선에서는 두께 14mm연판까지도 투과하는데 처음의 강도의 절반의 강도를 유지한다.

우리가 흔히 아는 전파, 가시광선, 적외선, 자외선 등도 방사선의 범주에 포함된다. 하지만 세포나 분자를 파괴하지 않고 인체에 전리로 인한 해를 직접 입히지 않는 방사선은 비전리, $α·β·γ·x$선은 전리 방사선으로 구분된다.

전기석으로 잘 알려진 토르마린은 음이온과 원적외선을 발산하여 모세혈관을 확장시키기 때문에, 체온을 상승시키고 피부와 활성화 및 신진대사를 촉진한다. 미약전류와 원적외선, 음이온을 발생하는 토르마린은 압전효과나 방사선물질의 작용 없이는 제 기능을 발휘하지 못한다.

우주는 끊임없이 지구를 향해 음이온과 양이온을 보낸다. 그러나 지구 대기권에서 양이온은 통과하지 못하고 음이온만이 통과하여 어떠한 원적외선 방사체에 도달하면, 결정체가 가지고 있는 양극兩極 중 양극陽極에 흡수됨과 동시에 음극陰極에서 음이온이 방출된다. 이런 활동을 영구적으로 반복함으로서 음이온이 발생한다.

땅이 인체에 미치는 모든 영향들을 다 밝히기는 힘들다. 아인슈타인은 "우리는 아직 자연이 보여준 모습의 10만분의 1도 모른다."고 했다. 하지만 땅이 생명의 모태인 것만은 사실이다. 지구 자체가 하나의 거대한 에너지체이고 눈에 보이지 않는 방사에너지가 생명을 지배한다는 것은 틀림이 없다.

    하나님께서는 최초의 인류 아담과 하와에게 집을 주지 않으셨다. 믿음의 부조들은 모두 광야생활의 모본을 남겼다. 이스라엘 백성의 광야생활 40년은 현 인류에게 삶의 습관이 무엇이 올바른 것인지 끊임없이 경고하고 있다. 예수님의 공생 기간에 그분의 잠자리는 감람산이었다.

    인체는 전류가 흐르는 생명기기이기 때문에 병원에서는 신체에 흐르는 미약전류를 의료용으로 활용하여 뇌파검사, 심전도검사, 근전도검사 등을 하고 있다. 스마트폰을 손가락으로 터치하는 것 자체가 몸의 전류를 활용하는 것이다. 인체에서도 마찰전기가 생기기 때문에 날씨가 건조하면 쇠와 접촉할 때 손끝에서 스파크가 일어난다.

    인간은 지구라는 데이터베이스에 연결된 하나의 작은 전자기기이며 지구와 분리되어서는 존재할 수 없다. 책과 이론 따위는 건강을 주지 못한다. 만약에 책이 도움을 주는 존재라면 세상은 이미 옛날에 개선되어 있었을 것이다. 이제 인간 생명을 새로운 각도에서 조명해야 한다. 발견을 위한 참다운 항해는, 새 땅을 찾아내는 것보다는 세상을 새로운 눈으로 보는 데 의의가 있다.● 인간은 이해 불가능한 존재가 아니라 창조주의 손에 의하여 만들어진 전자기기임을 자각하는 것이 필요하다.

● 프랑스 소설가 마르셀 프루스트(Marcel Proust)

우리는 위장에 염산을 모두 가지고 있으면서도 '염산' 하면 테러에 사용되는 모습이나 독극물을 떠올린다. 그뿐 아니라 인간은 대지와 공기 중에 존재하는 저선량의 방사선을 받기 때문에 건강을 유지할 수 있는 것임에도 불구하고 방사선이란 단어 자체에 편견을 갖고 있다. 이온 상태의 금속은 '미네랄'이라고 부르지만 체내에 축적되면 '중금속'이다. 하지만 대부분의 사람들은 미네랄과 중금속을 동일시하여 모든 금속에 편견을 가지고 있다. 방사능과 독극물은 모두 자연에서 나왔다. 하나님의 선물을 인간이 선용하느냐 악용하느냐에 따라 약도 되고 독도 될 수 있는 것이다.

레바논의 작가 칼릴 지브란Kahlil Gibran은 "창조 속의 모든 것은 그대의 내면에 존재하고, 그대의 내면에 있는 모든 것은 창조 속에 존재한다. 가장 작은 것으로부터 가장 큰 것에 이르기까지 만물은 동등한 것으로써 내면에 존재한다. 하나의 원자 속에는 대지의 모든 요소들이 발견된다. 한 방울의 물속에는 바다의 모든 비밀들이 담겨있다. 이성의 동작 한 가지 속에는 존재의 모든 법칙을 뒷받침하는 모든 움직임들이 발견된다."고 했다.

하나의 원자 속에는 대지의 모든 요소가 들어있다. 만물의 최소단위인 원자는 양(+)전자와 음(-)전자로 이루어져있으며 이는 곧 음양만이 존재한다는 의미이다. 대지와 물과 공기와 인체와 만물은 동일한 전자에 의해 존재하는 유기체이다. 인간 생명체는 스마트폰처럼 전자의 순환을 통해 존재하는 전자기기이다.

여행이란 우리가 사는 장소를 바꾸어 주는 것이 아니라 우리 생각과 편견을 바꾸어 주는 것이다. 건강을 위한 여행은 시간과 장소가 아니라 생각과 편견을 바꾸는 여행이어야 한다. 새로운 것을 보는 것만이 중요한 게 아니다. 모든 것을 새로운 눈으로 보는 것이 정말 중요하다.● 땅과의 접촉이 치유이다. 자연과 접할 때 문명은 최소화된다. 우리의 여행은 자연 속에서만 가벼워질 수 있다.

● 이탈리아 사회학자, 프란체스코 알베로니(Francesco Alberoni)

EARTHING CAMP
제34편

전자약 electroceuticals

생명의 모태인 지구 없이 인체는, 존재가 불가능하다.
지구와 인간은 파장을 통해 서로 교감하고 에너지를 주고받는다.

보스니아의 38세 여성 미렐라 무스타세비치는 22세에 류머티즘 관절염 진단을 받았다. 그동안 약을 아홉 가지나 썼지만 소용이 없었다. 치료가 되기는커녕 구토와 피부 반점 같은 부작용만 증가했다. 작년 초에는 연필을 쥘 수 없을 정도로 통증이 심했다. 그러던 그녀가 지금은 매일 30km씩 자전거를 타고 다닌다. 그 사이 획기적인 신약이 나온 것도 아니다. 그녀를 살린 것은 목 안에 이식한 작은 전기자극 장비였다.

합성 의약품과 바이오 의약품에 이어 '전자약electroceuticals' 시대가 다가왔다. 전자약이란 전자공학electronics과 약pharmaceutical의 영어 합성어로, 인체에 이식하는 치료용 전자 장치이자 인체에 이식한 전자장비가 신경에 전기자극을 줘 질병을 치료하는 방법을 말한다. 넓은 의미에서 심장박동기 인공고막 등 전통적인 의료용 이식 장치도 들어가지만, 최근에는 특히 신경에 전기자극을 줘 질병을 치료하는 장치를 일컫는다. 전자약을 개발하는 연구 분야를 생명전자공학bioelectronics이라고 한다.

전자약은 인체는 혈압이나 혈당을 조절할 때 장기臟器에 신경신호, 즉 전기신호를 보낸다. 신경은 그 신호를 전달하는 전화선인 셈이다. 병에 걸리면 전기신호가 제대로 전달되지 않거나 잘못된 신호가 가는데 전자약은 이를 바로잡아 치료 효과를 내는 것이다. 류머티즘 관절염 환자에게서 그 효능을 입증했으며, 천식 비만 당뇨에 이어 암으로까지 치료 대상을 넓히고 있다.

전자약에 대한 연구는 1990년대부터 시작됐다. 뉴욕 파인스타인 의학연구소의 케빈 트레이시 박사는 염증 치료제를 실험용 쥐의 머리에 주사했다. 그러자 뇌는 물론, 다리와 장기의 염증도 가라앉았다. 주사한 약물은 도저히 그 정도 효과를 낼 수 없는 미량이었다. 결국 췌장으로 연결된 신경에 전기자극을 주면 면역세포의 과도한 활동이 억제돼 염증이 가라앉는다는 사실이 드러났다. 류머티즘 관절염 역시 면역세포가 정상세포를 공격해 일어난다. 트레이시 박사는 2007년 '셋포인트 메디컬SetPoint Medical'이라는 회사를 세웠다. 회사는 2011년부터 지금까지 보스니아의 류머티즘 관절염 환자 18명의 목 안쪽에 미주신경迷走神經을 감싼 전기자극 장치를 이식했다. 미주신경은 뇌의 명령을 장기들에 전달하는 신경이다.

임상시험은 대성공이었다. 환자의 3분의 2가 1~2주 만에 고통이 사라지고 관절의 붓기가 가라앉았다. 부작용도 없었다. 연구진은 기존 약물이 무차별 폭격으로 원치 않은 곳에도 피해를 줬다면, 전자약은 정밀 유도미사일과 같이 환부患部만 정확히 공격했다고 설명했다. 대규모 임상시험도 성공한다면 시장 전망은 확실하다. 지난해 류머티즘 관절염 치료제 시장은 123억 달러약13조 6,000억원나 됐다.

호흡기도 공략 대상이다. 미국 식품의약국FDA은 지난 5월 '인스파이어 메디컬 시스템스Inspire Medical Systems'가 개발한 수면 중 질식사 방지 장비를 승인했다. 이 장비는 수면 중 근육에 전기자극을 줘 기도가 막히는 것을 막는다. '일렉트로코어Electrocore'는 천식 치료 전자약을 개발 중이다. 뇌에서 스트레스에 반응하는 영역에 전기자극을 줘 기도 근육이 굳지 않게 하는 원리다.

비만도 전자약으로 치료할 수 있다. FDA 자문위원회는 지난 2014년 6월 '엔테로메딕스EnteroMedics'사가 개발한 체중 조절용 전자약을 승인하라고 권고했다. 전자약은 식도와 위 사이에 이식돼 미주신경으로 '배가 부르다'고 알리는 전기자극을 보낸다. 터프스대 연구진은 개구리 실험에서 세포에 흐르는 전류를 바꿈으로써 종양의 성장을 억제할 수 있음을 입증했다. 전자약이 암까지 치료할 수 있다는 뜻이다.

전자약의 가능성이 속속 드러나자 대형 제약사도 움직이고 있다. 세계 7위 제약사인 영국계 '글락소 스미스 클라인GSK'은 지난해 말 전자약을 10~20년 뒤 회사를 먹여 살릴 성장동력으로 결정했다. 지금까지 6,000만 달러를 전자약 연구에 투자했으며 5,000만 달러의 전자약 투자 펀드도 별도로 조

성했다. 셋포인트 메디컬도 GSK로부터 500만 달러의 투자를 받았다.

GSK의 목표는 질병과 관련된 전기신호를 완벽하게 읽고 쓸 수 있는 기술의 개발이다. 지금보다 더 정확하게 이상異常 신경신호를 파악하고, 이 신호가 갈 신경만 콕 짚어 최적의 강도와 간격으로 치료용 전기자극을 주자는 것이다. 이를 달성하는 과학자에게 줄 상금 100만 달러도 내걸었다. 미 국립보건원NIH도 내년부터 전자약 연구 과제를 지원한다.

물론 상용화를 위해 극복해야 할 과제도 많다. 기술적으로는 이식 장치를 더 작게 만들어야 한다. 이미 셋포인트사는 외부에서 무선으로 충전이 가능한 초소형 전자약을 개발 중이다. 전기자극을 주는 신경 다발의 수를 지금보다 더 줄여야 하는 과제도 있다. GSK의 전자약 연구를 이끄는 크리스 팸 박사는 "기술적 난제는 10년이면 극복될 것"이라고 말했다.

어쩌면 기술 외적인 문제가 더 클지도 모른다. 기존 치료제와는 다른 임상시험과 승인 절차가 만들어져야 한다. 또 전자장비이니만큼 해킹 가능성도 있다. 미 FDA는 지난해 8월 의료장비를 통한 정보 유출을 막는 가이드라인을 만들었다. 공대에서 약을 만드는 시대가 멀지 않았다.●

전자약은 과학혁명의 새로운 패러다임이다. 지구와 탯줄로 연결된 거대한 생명 3D프린터인 인체는, 생명의 모태인 지구 없이는 존재가 불가능하다. 지구와 인간은 파장을 통해 서로 교감하고 에너지를 주고받는다.

● 이영완, "전기 자극으로 정밀 유도탄처럼 환부만 공격… 류머티즘 관절염 18명 임상시험서 상당수가 초고속 완치", 조선일보, 2014. 11. 28.

전자약이 교란된 에너지의 흐름을 바꾸어 인체의 기능을 정상화하는 것이라면 어싱은 땅으로부터 생명형태장 에너지를 전달받아 생명프로그램을 정상화한다. 전자약을 통해 인체에너지의 흐름을 조정하기보단 인체의 전자시스템을 정상화하는 바른 생활이 더욱 필요하다. 현대과학혁명은 인체가 파장으로 교감하는 음성인식 전자기기임을 더욱 명확히 제시한다. 홈즈는 우리의 현재 위치가 소중한 것이 아니라 우리가 가고자 하는 방향이 소중하다고 했다.

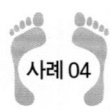

사례 04

놀라운 체험, 볶은곡식과 저녁밥 굶기로 되찾은 활력

살아가는 동안, 예상하지 못한 일들이 참 많이 일어납니다. 오랜 세월 아이들을 가르치며 살아온 성실하고 착한 아내가 어느 날 쓰러졌습니다. 징조가 없었던 것은 아닙니다. 아내는 거의 2년 동안 수면장애를 겪었습니다. 평소에도 하루 이틀 정도

잠을 이루지 못하던 아내가 이번엔 5일 동안이나 잠을 못 잔 것입니다. 아내의 말에 의하면 머리에 전등불이 켜져 있는 것 같다고 했습니다.

그 전까지만 해도 '갱년기 증상이겠거니'하며 대수롭지 않게 여겼는데 5일을 잠들지 못하자 마음이 다급해졌습니다. 용하다는 한의원을 무작정 찾아다녔지요. 많은 돈이 들어갔고, 별의별 치료를 다 해봤지만 아내는 여전히 잠을 이루지 못했습니다. 2년을 그렇게 헤매다가 결국 대학병원을 찾아갔습니다.

온갖 검사를 다 한 의사는 호르몬 치료와 정신과 치료를 병행해야 된다고 했습니다. 그러기로 작정을 했다가 '마지막으로 한 번만 더'라는 생각으로 가까운 지인이 소개시켜준 한의원을 찾아갔습니다. 그 곳에서 아내의 병이 무엇인지를 처음 자세히 들을 수 있었습니다. 지금까지 다닌 한의원과 병원에서는 몸의 기능이 다 상실돼 이런 보약, 이런 침, 이런 시술을 해야 된다고 했었는데, 그 한의원에서는 아내의 몸이 오랜 독소로 인해 몸의 균형이 깨진 거라고 진단했습니다.

독소를 풀어낼 수 있는 방법은 '뜸'밖에 없다고 했습니다. 그 한의원에서 뜸과 침을 일주일 동안 맞았습니다. 그런데 갑자기 아내에게 공황장애가 나타나고, 정신분열 증세도 나타났으며, 구역질이 잦아지고 몸이 갑자기 굳어버리는 긴장증세도 나타났습니다. 한의사는 잠으로만 표현됐던 병이 밖으로 표출되는 중이라고 했습니다. 아내는 자신의 병을 이성적으로 판단할 수 있는 상태가 아니었지만 저는 그 한의사를 믿어보기로 했습니다. 저 역시 그런 증상이 갑자기 드러난 것이 침과 뜸 때문에 새롭게 생긴 것이라 여기지 않았기 때문입니다. 정말 지치도록 뜸을 떴습니다. 그 결과 8개월 만에 좋아진 듯하다가 1년 후 다시 재발했습니다.

또 다시 뜸을 떴습니다. 몸에 직접 쑥뜸을 올려 살을 태우는데, 뜸 시술 중에선 대수술이라 불리는 5분짜리 대뜸을 떴습니다. 더 나아가 20분짜리 뜸까지 떴습니다. 하지만 한여름이 시작될 때까지 아내의 병은 나아지지 않았습니다. 큰 뜸은 날이 더워지면 뜰 수가 없습니다. 결국 우리는 뜸을 포기했고 절망에 빠졌습니다. 아내가 정신과 치료를 받는 길밖에 없다는 사실이 너무도 허망했습니다.

그 때 한 후배가 찾아왔습니다. 제 아내에 대한 이야기를 듣고 찾아온 것입니다. 그는 볶은곡식과 떡을 한 상자씩 들고 찾아왔습니다. 후배의 아내도 제 처와 비슷한 병으로 시달리다가 볶은곡식으로 6개월 만에 치유했다는 것입니다. 아내는 믿지 않았습니다. 의사도 못 고치는 병을 곡식으로 낫게 한다는 것은 있을 수 없는 일이라 생각했기 때문입니다. 나는 지푸라기라도 잡는 심정으로 '홍영선 볶은곡식'을 찾아갔습니다. 원장님의 이야기를 들어보니 충분히 나을 수 있겠다 싶어 아내를 설득했습니다. 하지만 아내는 들으려고 하지 않았습니다.

홍 원장님은 아내의 병이 자율신경실조증이라고 했습니다. 몸의 기능이 다 망가져 신경조절을 할 수 없다는 것이었습니다. 한의원 원장의 말처럼 몸이 독소로 가득 찼으니 그 독소를 곡식으로 빼내야 한다고 했습니다. 더불어 이 병은 독소가 빠져나가는 과정에서 매우 몸이 힘겨워지는데, 그걸 이겨내야 고칠 수 있다고 했습니다. 그리고 뜸은 말채찍과 같다고 했습니다. 그건 밖에서 몸을 후려쳐 몸의 독소를 강제로 빼내는 방법인데, 그 방법을 쓰면 체력이 견딜 수 없을 거라고 했습니다.

한의원 원장의 말과 홍 원장님의 말은 일맥상통했습니다. 결국 치료의 관건은 홍 원장님의 《볶은곡식밥상》에도 나와 있듯 '몸 속 독소를 빼내는 것'이었습니다. 홍 원장님의 책을 읽고 아내에게도 볶은곡식이 건강을 회복하는 힘이 될 수 있다고 알려주었습니다. 아내는 믿을 수 없다는 눈빛으로 홍 원장님을 만나러 갔습니다. 사람들이 모여 있는 곳은 가기 힘들어하여 처음에는 강의실에 못 들어가고 밖에서 맴돌았습니다. 그러다가 볶은곡식을 먹기 시작하자 차츰 변화가 오기 시작했습니다.

난 아내보다도 먼저 그 변화를 발견했습니다. 볶은곡식을 먹은 지 일주일쯤 지나자 아내가 초저녁에 소파에 앉아 꾸벅꾸벅 졸고 있는 것이었습니다. 그건 놀라운 일이었습니다. 처음엔 자신이 잠깐 졸았다는 사실도 믿지 않던 아내 역시, 몸 안에서 어떤 변화가 일어나고 있다는 것을 스스로 느끼게 되었습니다.

그 후, 아내는 홍 원장님 앞에서 눈물을 흘렸습니다. 고칠 수만 있다면 무엇이든 하라는 대로 다 하겠다고 했습니다. 홍 원장님과 치료를 시작하자 예전에 뜸 뜰 때처럼 아내에게 이상한 증상들이 드러나기 시작했습니다. 난 희망을 가지게 됐습니다. 몸이 스스로 독소를 몰아내고 있다는 뜻으로 여겨졌기 때문입니다. 물론 증상이 일어날 때마다 아내는 괴로워했습니다. 더 안 좋아지는 것 아니냐고 고통스러워합니다. 하지만 원장님은 독소가 풀려나가면서 병이 드러나는 것이고, 시간이 지나면 그 고통은 사라진다고 했습니다. 원장님은 사람마다 주기가 다른데, 그 주기에 따라 몸이 풀리고, 새로워진다고 했습니다.

그 말은 결국 맞았습니다. 아내는 6년이나 끌고 온 죽음과 같은 고통 속에서 서서히 벗어났습니다. 증상이 사라질 때마다 겪을 수밖에 없는 고통은 부부가 함께 안고 서로 위안하고 힘을 주면서 이겨냈습니다. 볶은곡식을 먹은 지 1년쯤 지났을 때, 아내는 자신이 병으로부터 벗어나고 있다는 것을 확신했습니다. 그 후 아내는 볶은곡식 신봉자가 됐습니다. 식습관을 바꾼다는 게 결코 쉽지 않았지만 그 아득하기만 했던 병에서 벗어날 수 있다는 희망이 습관을 바꾸게 했습니다.

아내가 곡식을 먹은 지 3년 2개월이 됐습니다. 이제는 아침마다 냉수욕을 하고 아주 건강하게 생활하고 있습니다. 여전히 잠은 완전하게 들지 않습니다. 아직 독소가 다 빠져나가지 못한 것인지 가끔씩 잠들 때 불안정하다고 합니다. 하지만 정신적 현상은 다 사라졌습니다. 그리고 때로는 저보다 더 잘 잡니다. 놀라운 일이지요.

우린 경험으로 홍 원장님을 믿습니다. 3년 동안 홍 원장님의 삶을 봐 왔기 때문입니다. 더불어 저는 6개월 동안 볶은곡식 만드는 일을 하면서 홍 원장님의 볶은곡식에 얼마나 정성스러운 노고가 깃들어 있는지 알게 되었습니다. 이 글을 읽는 여러분, 홍 원장님이 볶은곡식 만드는 걸 하루만 지켜보십시오. 사람을 살려내는 볶은곡식이 누군가의 정성으로 가득 차 있음은 물론 아주 과학적인 존재라는 걸 깨달을 수 있을 것입니다.

은사매트도 사람의 건강과 사람 살리기에 대한 홍 원장님의 집요한 관심으로 만들어진 것이라고 여겨집니다. 홍 원장님은 직접 은의 효과를 확인하고 파동의 힘을 연구하면서 은사매트를 만들게 됐고, 검증을 위해 자신을 초죽음 상태로 몰아넣고 보름 동안 그 효과를 확인했다고 했습니다.

아내는 위에 힘이 생기고 숙면에 좋다는 은사매트를 사용했습니다. 그날 아내는 아주 편하게 잠을 잤고, 아침에 일어나서 원장님이 제게 했던 말을 그대로 했습니다. 그러다가 요즘 이틀 정도 불편한 날이 있었다고 합니다. 그런데 그건 몸에 힘이 생기면서 독소를 더욱 열심히 풀어내기 때문이라고 생각합니다.

7년 동안 아내의 병을 지켜봤기 때문에 스트레스를 받아 잠을 못 자는 것과 독소가 풀려나오면서 잠을 못 자는 것은 확연히 구분할 수 있기 때문입니다.

더 경험해봐야겠지만 요즘 들어 아내의 혈색이 더 좋아지고 있습니다. 아픈 사람들은 건강이 얼마나 중요한지 잘 압니다. 천만금을 쥐고 있어도 못 고치는 병을 가지고 있다면 그 삶에는 오로지 고통뿐입니다. 젊은 시절부터 사람들의 건강을 관찰하고 연구하고 치료법을 만들어 스스로 경험하면서 만들어낸 홍원장님의 볶은곡식은 위대한 발견입니다. 종교를 갖고 있는 홍원장님은 하나님의 선물이라고 말씀하실 수 있으나, 내 눈에는 사람들의 고통을 외면하지 못하는 그 분의 맑은 마음씨가 만들어낸 기적으로 보였습니다.

아프신 분들은 부디 믿음을 갖고 볶은곡식 건강법을 이행하면서 저녁을 굶어보십시오. 건강 회복이라는 눈부신 경험을 하게 될 것입니다.

이인휘

EARTHING CAMP
책을 마치며

　내가 말하는 아이디어는 내 것이 아니다. 소크라테스에게서 빌려온 것이고 체스터필드에게서 빼앗아온 것이며 예수로부터 훔친 것이다. 그리고 나는 그것들을 한 권의 책 속에 넣었다. 데일 카네기는 이런 말을 했다. "당신이 그들의 규칙을 맘에 들어 하지 않는다면, 다른 누구의 규칙을 따르겠는가?"
　누구나 자신이 최고라고 생각한다. 그래서 많은 사람들이 선배의 지혜를 빌지 않고 실패하며 눈이 떠질 때까지 헤맨다. 이 무슨 어리석은 짓인가. 뒤에 가는 사람은 먼저 간 사람의 경험을 배워 똑같은 실패로 시간낭비를 하지 않고 한 걸음 더 나아가야 한다. 선배들의 경험을 활용하자. 그것을 잘 활용하는 사람이 지혜로운 사람이다.

　1676년 아이작 뉴턴은 로버트 훅에게 보낸 편지에서 "내가 더 멀리 보아왔다면 그것은 거인들의 어깨 위에 서 있었기 때문이오."라고 했다. 이것은 과학을 비롯한 문명 전체가 그 이전에 이루어진 성과 위에 새롭게 구축되는 일련의 누적된 진보라는 점을 지적해주는 말이며, 바로 이 책의 주제이기도 하다.

김정운 교수의 《에디톨로지》에 따르면 세상 모든 것들은 끊임없이 구성되고, 해체되고, 재구성된다. 이 모든 과정을 한마디로 말하면 '편집'이라고 할 수 있다. '에디톨로지'는 '편집학'이다. 그러나 단순히 섞는 게 아니다. 그럴듯한 짜깁기 하는 것도 아니다. '에디톨로지'는 인간이 구체적이며 편집 행위에 관한 설명이다. 즉, 즐거운 창조의 구체적 방법론이 바로 '에디톨로지 Editology'인 것이다.

　그 누구도 혼자서는 지혜로울 수 없다. 이 책은 앞선 자들의 경험을 빌리고, 빼앗고, 훔친 것이다. 그리고 거인들의 어깨 위에 서서 그들의 지식을 편집한 것이다. 중요한 것은 누가 과학혁명의 패러다임을 수용하느냐이다. 행복한 삶의 조건에 있어서 자동차, 집, 스마트폰에 앞서 어싱은 절대적이다.

2014년 12월 31일

홍영선

상담전화 033-762-9458
홍영선 볶은곡식
www.liferule.com

성경 속 어싱 그림

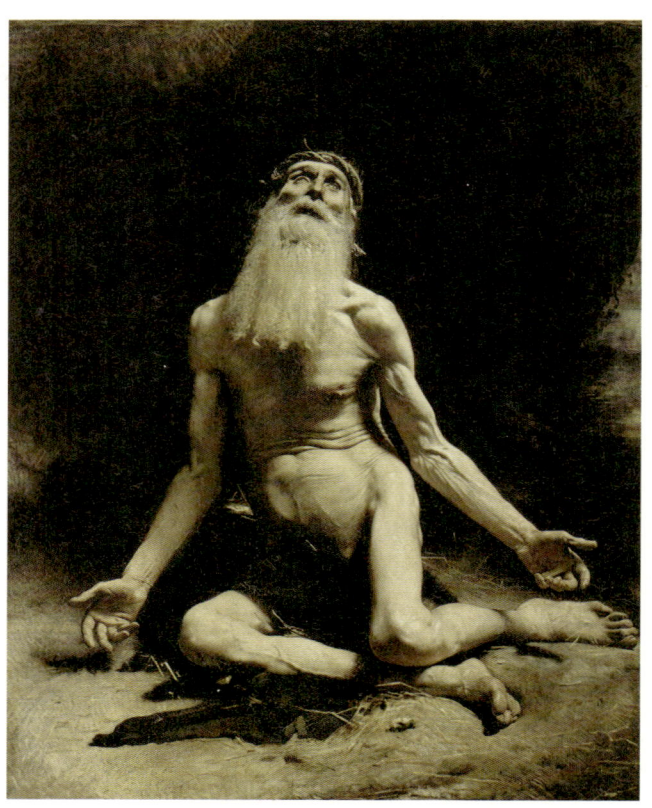

재위에 앉은 욥의 어싱치유
-레옹조제프 플로랑탱 보나

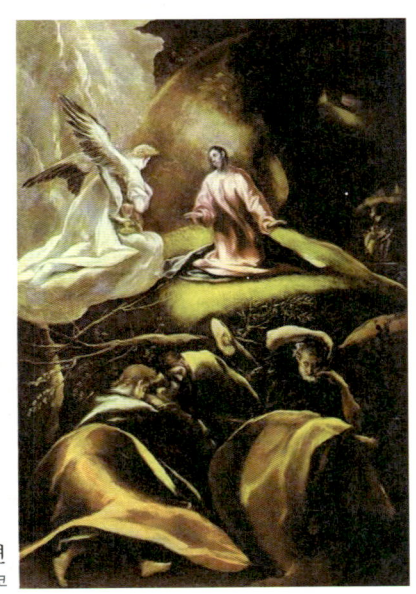

예수님과 제자들의 어싱 수면
-엘 그레코

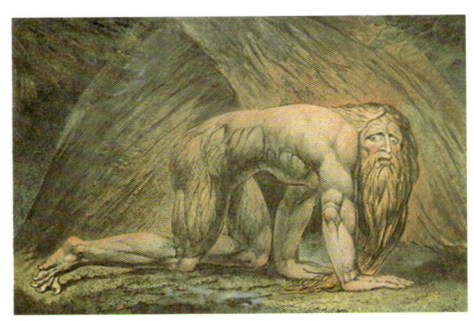

느부갓네살 왕의 어싱 삶 7년
-웰리엄 브레디크

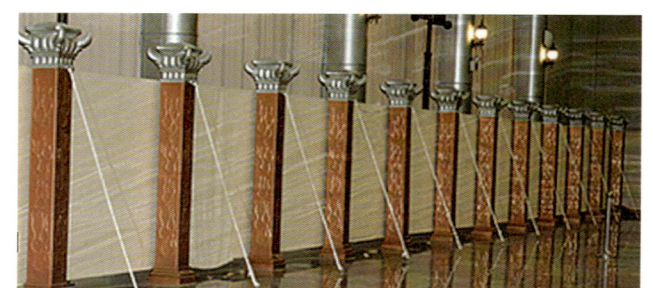

머리쪽 은갈고리와 놋 판으로 어싱된 성막기둥

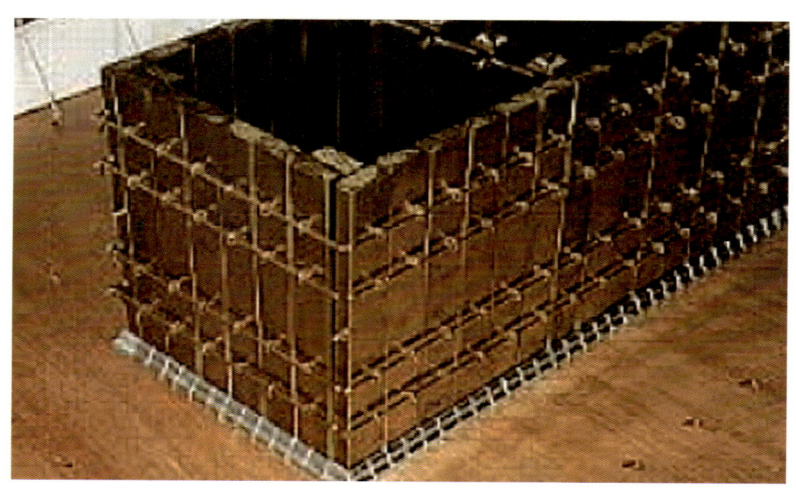

은판으로 어싱된 성소

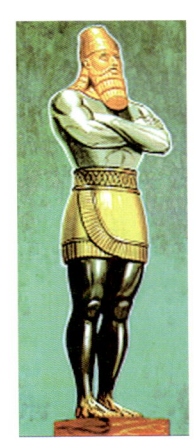 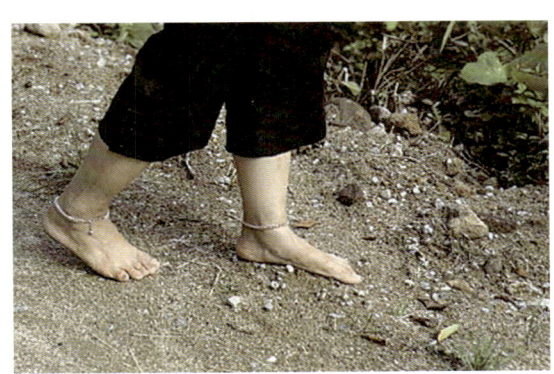

금, 은, 동, 철, 진흙으로 어싱된 신상　　　맨발 어싱(접지)

은사 어싱 제품 안내 _ 어싱패드

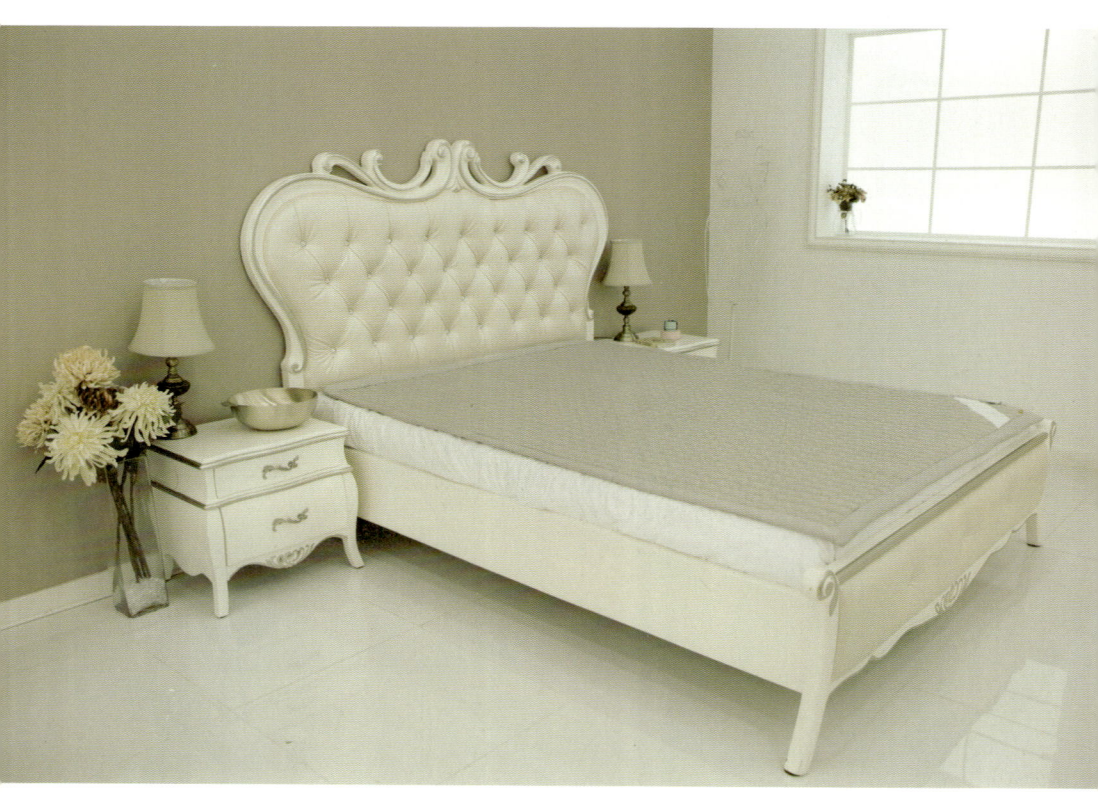

은사 어싱패드

99.9% 은사로 천을 직조하여 겉감을 만든 건강 패드 (은사 65%, 폴리 35%)
규격 : (소) 가로 100cm x 세로 200cm (대) 가로 150cm x 세로 200cm
www.liferule.com

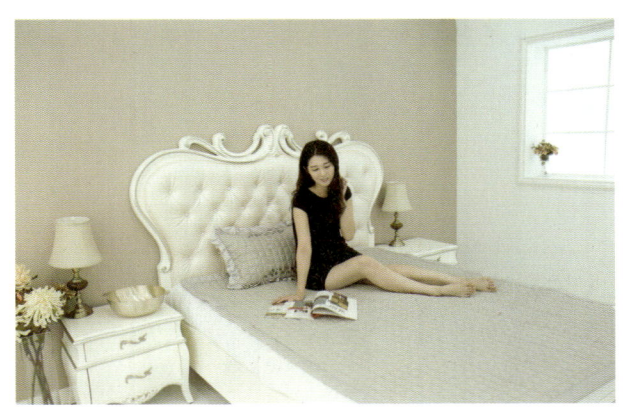

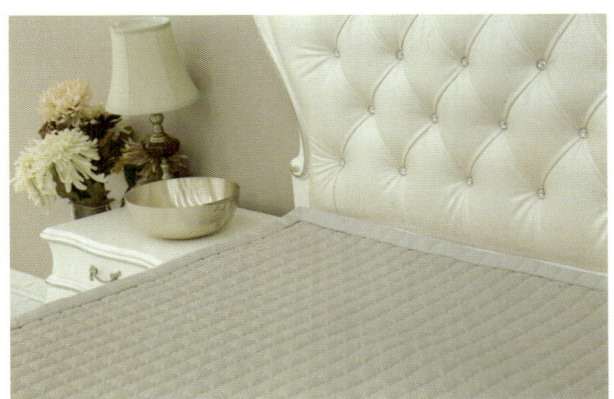

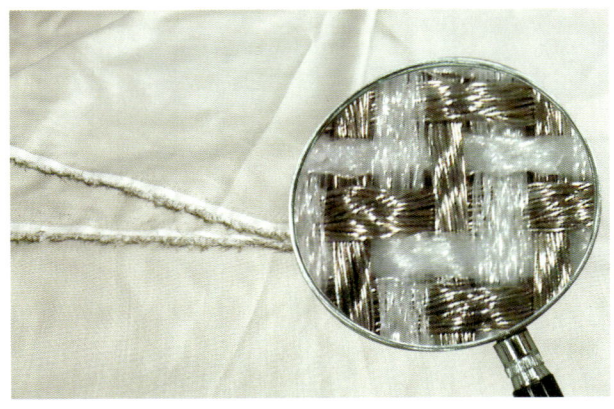

어싱패드에 사용한 은(銀) 도전성 원단을 현미경으로 200배 확대하여 촬영한 사진

- 은사 어싱 제품 안내 _음이온이불

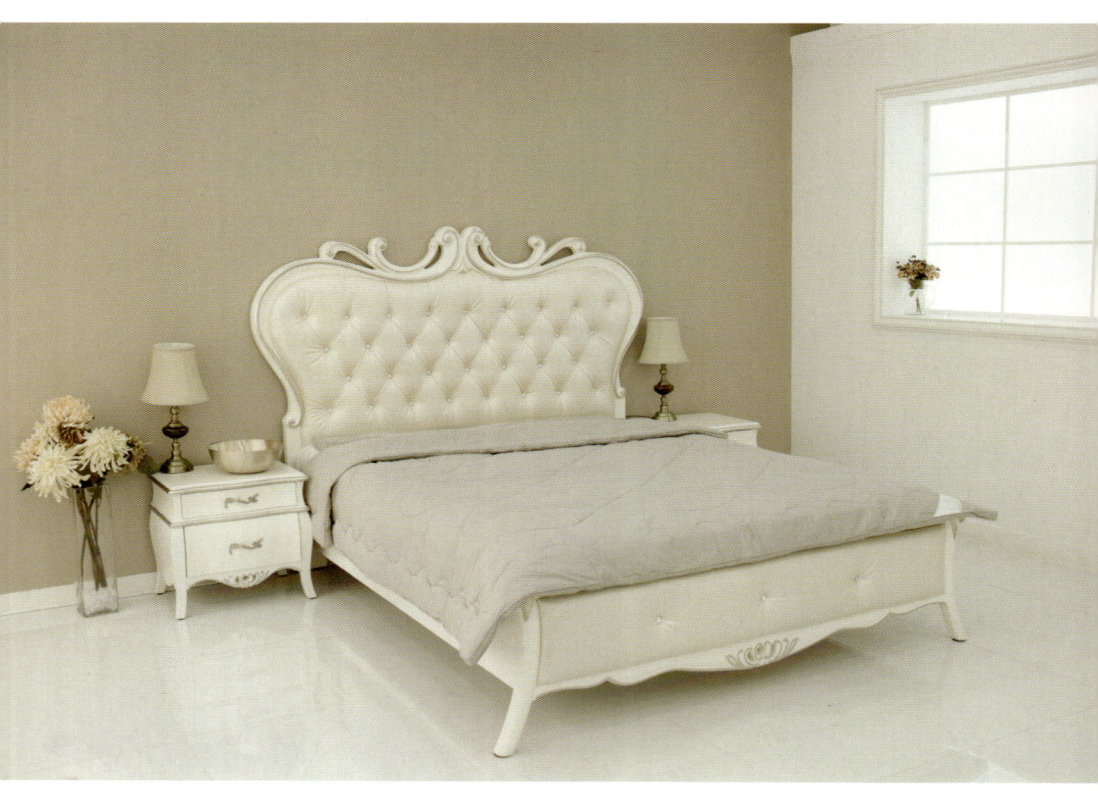

음이온이불

규격 : (1인용) 가로 160cm x 세로 210cm | (2인용) 가로 200cm x 세로 230cm

www.liferule.com

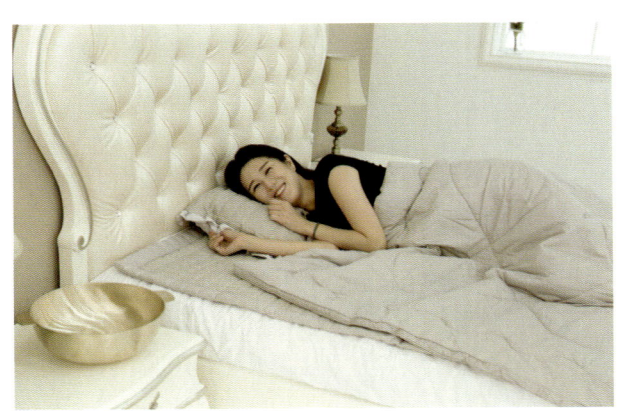

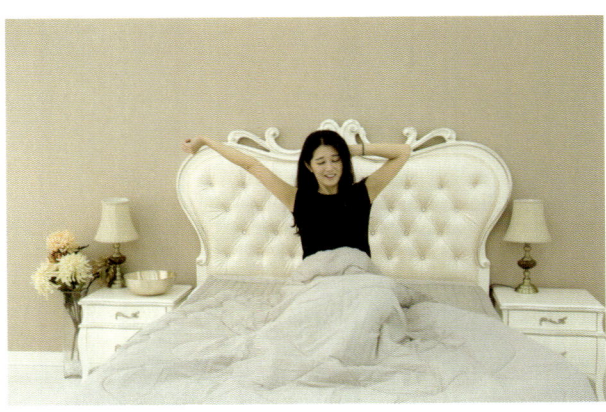

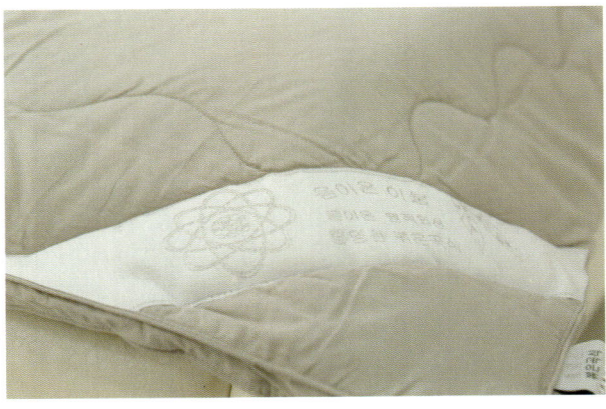

은사 어싱 제품 안내 _ 어싱침낭

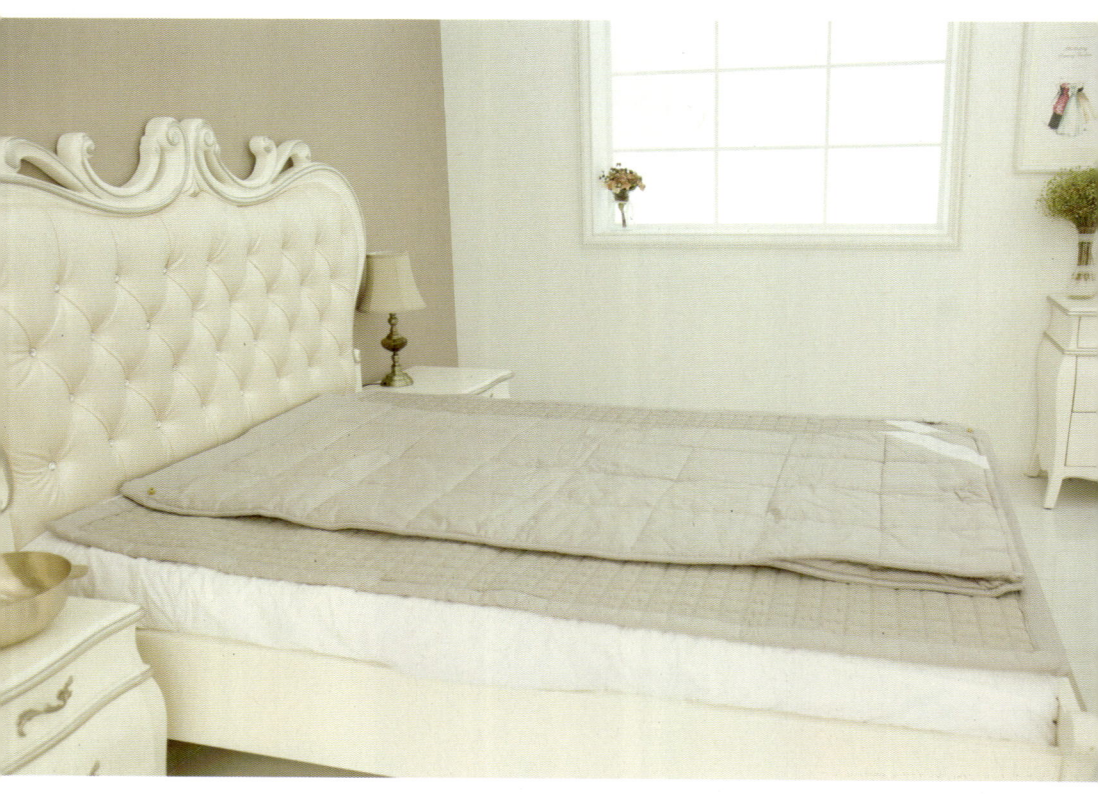

은사 어싱침낭
99.9% 은사로 안감을 직조하여 만든 건강 침낭 (은사 65%, 폴리 35%)
규격 : 가로 90cm x 세로 200cm
www.liferule.com

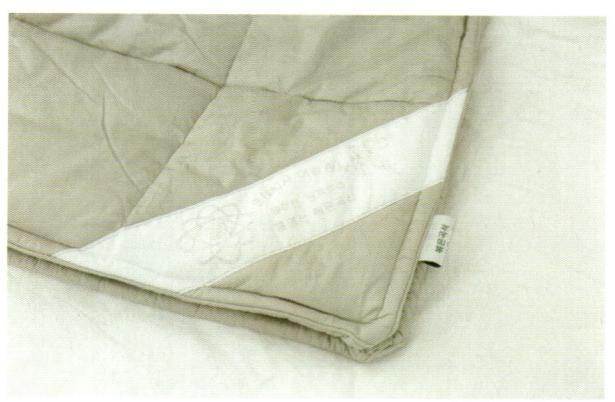

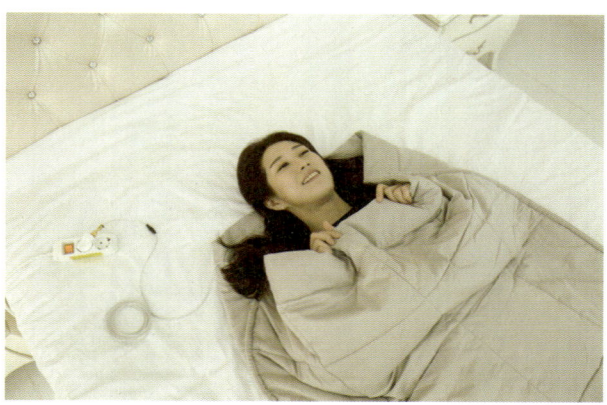

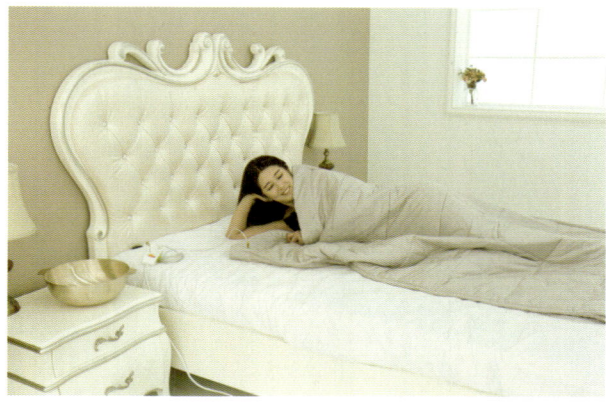

EARTHING CAMP

은사 어싱 제품 안내 _ 어싱방석 · 어싱베개

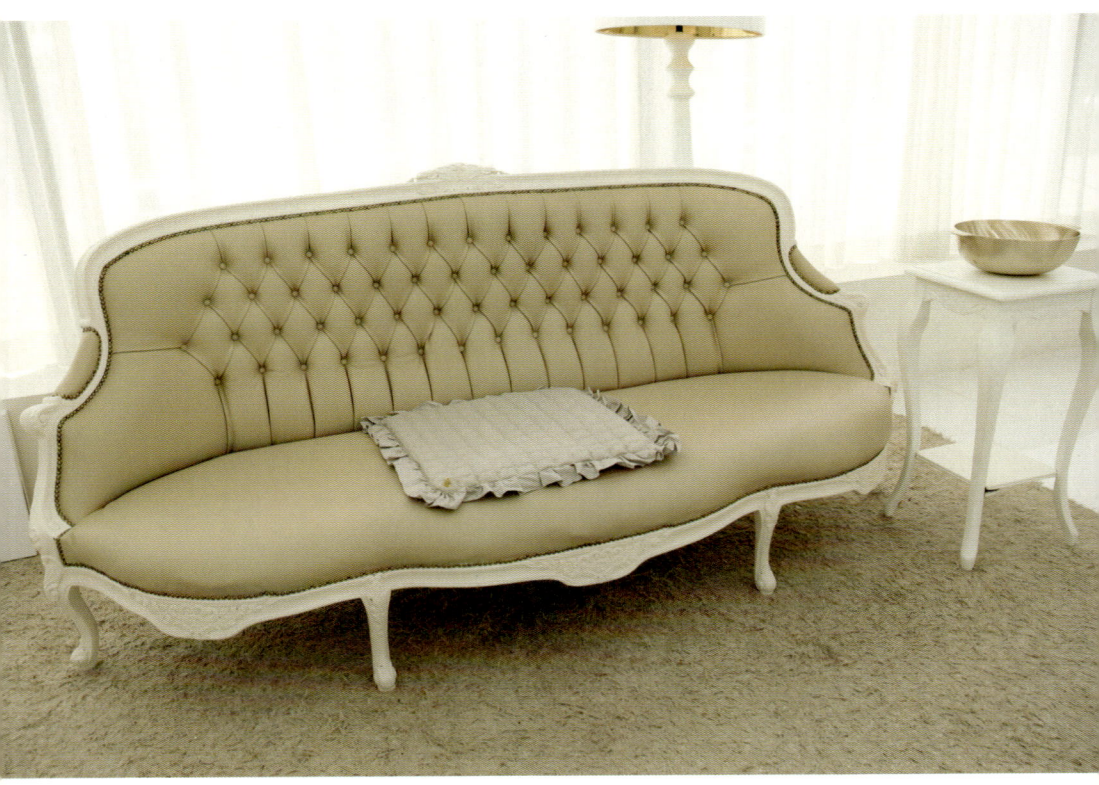

은사 어싱방석 · 어싱베개

99.9% 은사로 천을 직조하여 겉감을 만든 건강 방석과 베개 (은사 65%, 폴리 35%)

규격 : (방석) 가로 50cm x 세로 50cm | (베개) 가로 60cm x 세로 45cm

www.liferule.com

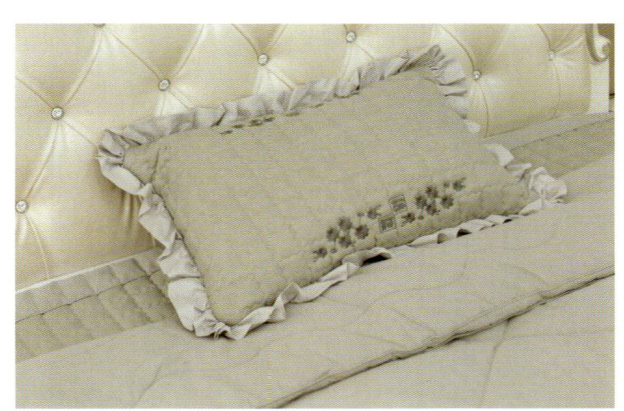

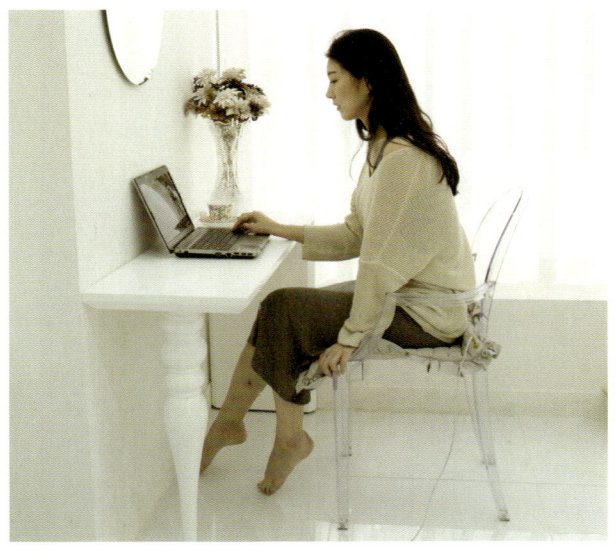

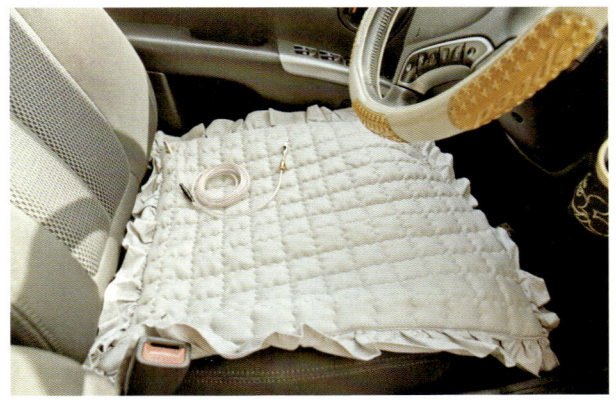

EARTHING CAMP

• 건강을 위한 놋과 은과 징

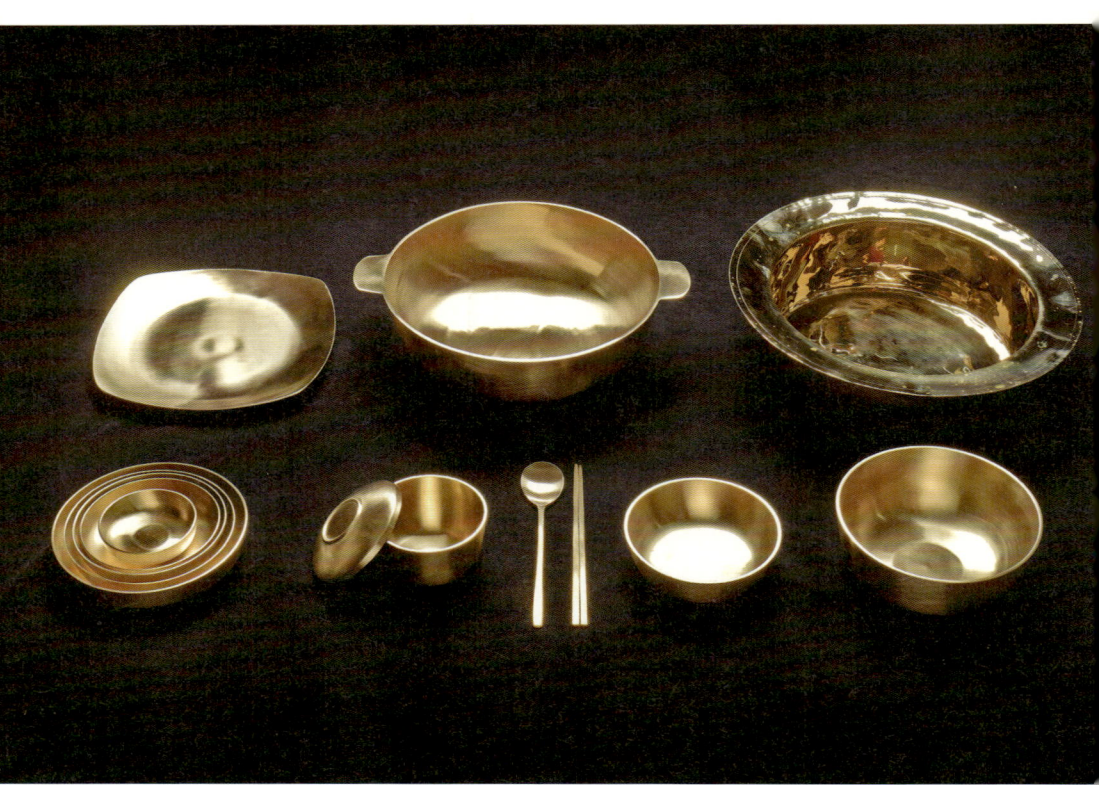

건강생활을 위한 놋과 은과 징 사용법 상담
전화 010-4734-5865
www.liferule.com

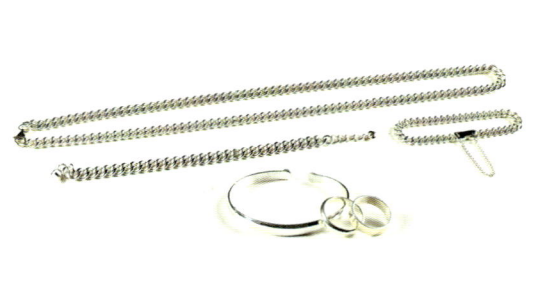

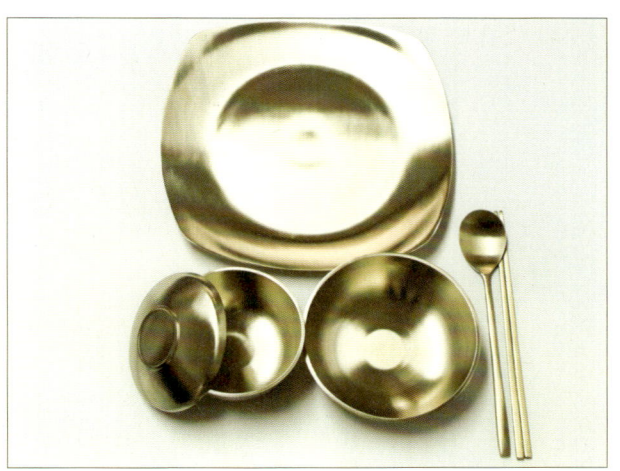

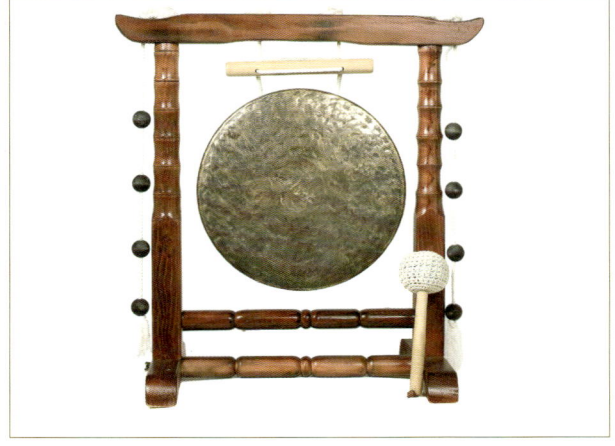

EARTHING CAMP

• **어싱 캠프** _1박 2일 동안 건강강의와 함께 산림욕과 맨발걷기, 냉수욕 체험, 레크리에이션 등을 진행한다.

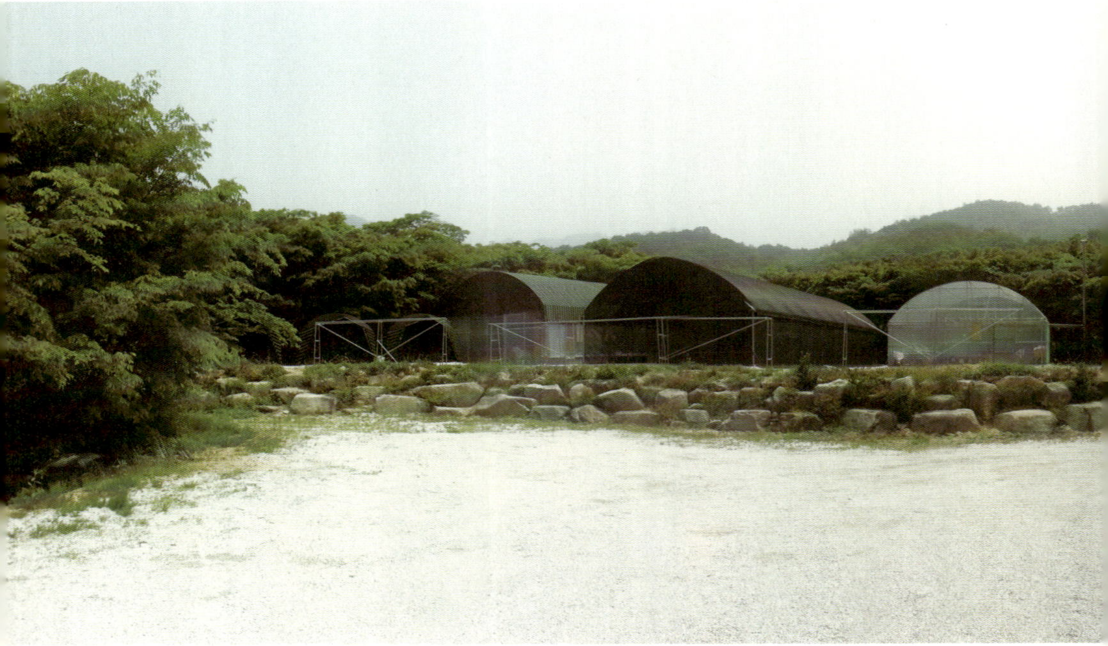

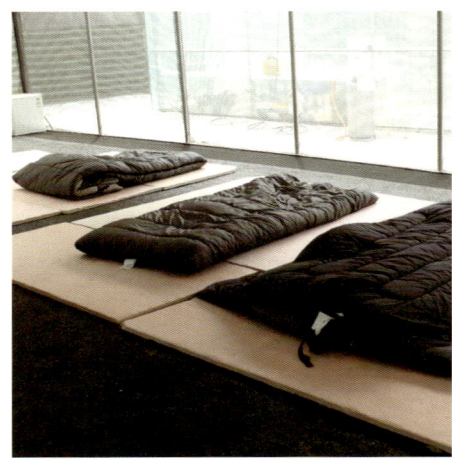
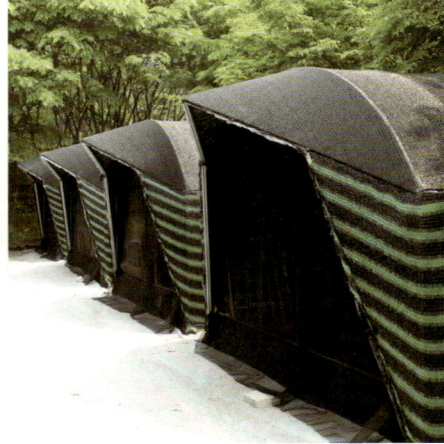

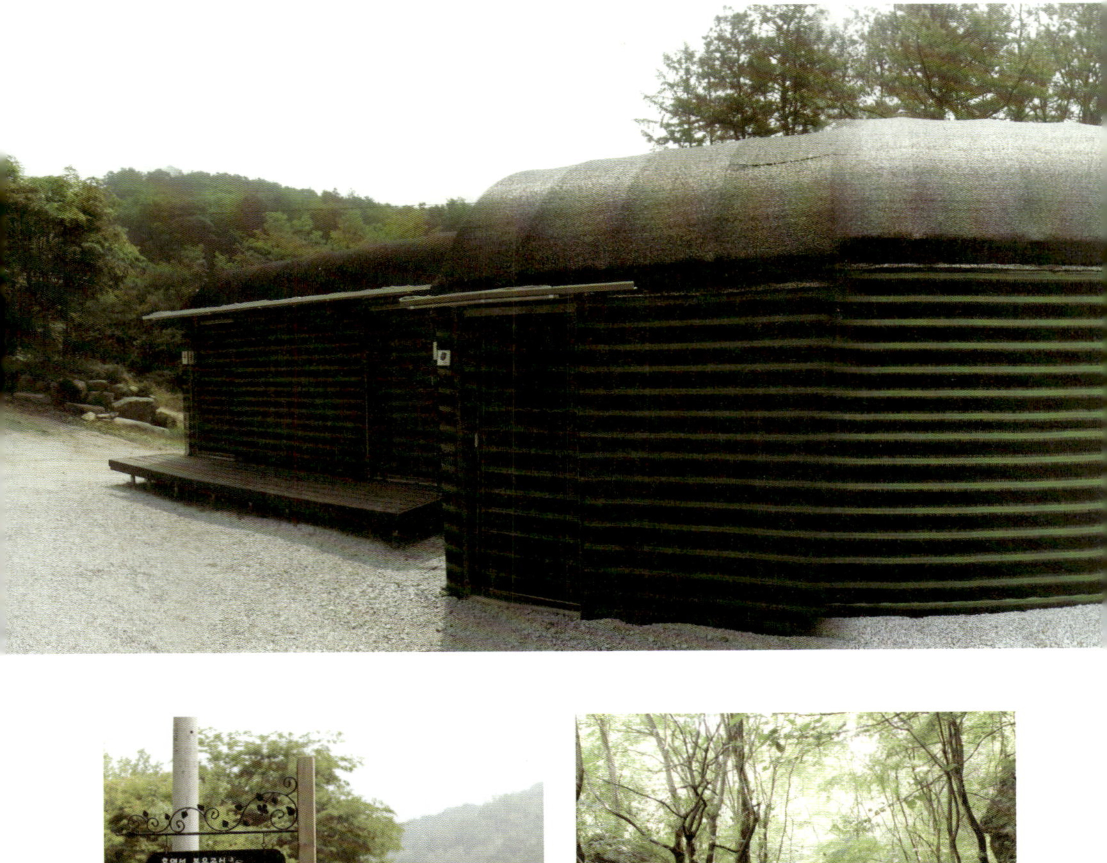

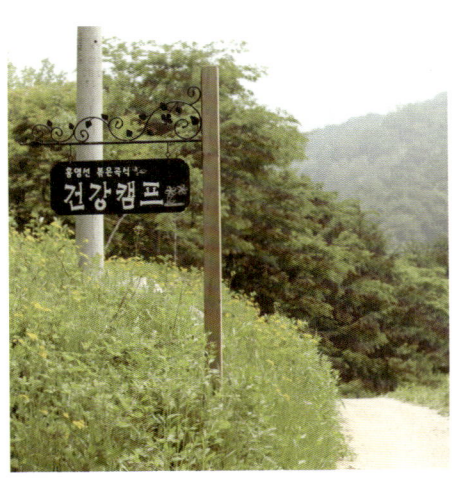
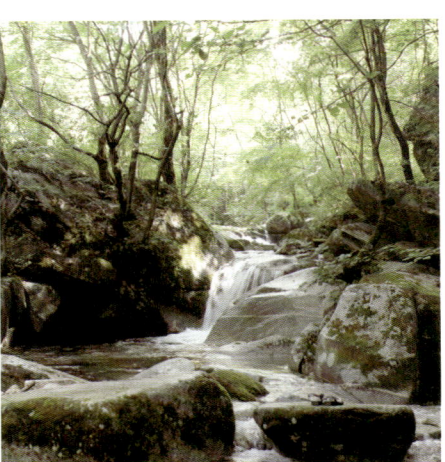

은사 어싱 제품 접지 방법

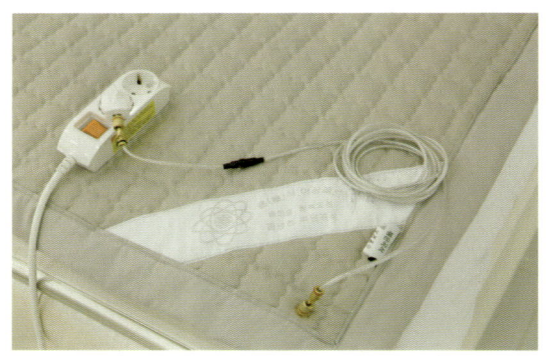

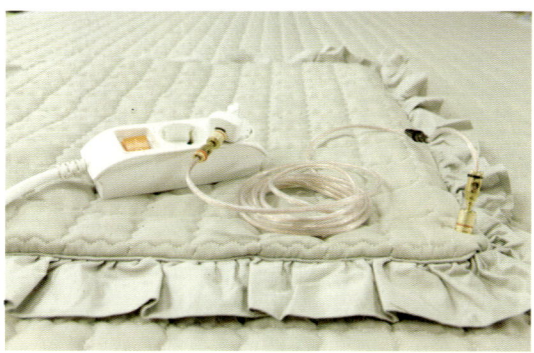

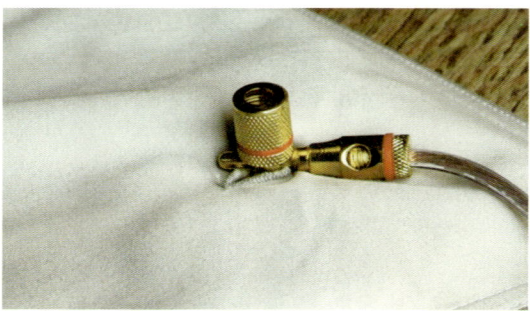

www.liferule.com